中医经典古籍集成（影印本）

幼幼新书（十一）

宋·刘昉 编著
李剑 张晓红 选编

SPM
南方出版传媒
广东科技出版社
·广州·

图书在版编目（CIP）数据

幼幼新书：全12册／（宋）刘昉编著．—影印本．—广州：广东科技出版社，2018.4
（中医经典古籍集成）
ISBN 978-7-5359-6890-6

Ⅰ．①幼…　Ⅱ．①刘…　Ⅲ．①中医儿科学—中国—南宋　Ⅳ．①R272

中国版本图书馆CIP数据核字（2018）第045221号

幼幼新书（十一）
YOUYOU XINSHU（SHIYI）

责任编辑：马霄行　曾永琳
封面设计：林少娟
责任校对：杨崚松　冯思婧
责任印制：彭海波
出版发行：广东科技出版社
（广州市环市东路水荫路11号　邮政编码：510075）
http：//www.gdstp.com.cn
E-mail：gdkjyxb@gdstp.com.cn（营销）
E-mail：gdkjzbb@gdstp.com.cn（编务室）
经　　销：广东新华发行集团股份有限公司
印　　刷：广州一龙印刷有限公司
（广州市增城区荔新九路43号1幢自编101房　邮政编码：511340）
规　　格：889mm×1 194mm　1/32　印张18.125　字数430千
版　　次：2018年4月第1版
2018年4月第1次印刷
定　　价：1288.00元（全套共十二册）

幼幼新书

（第三十三卷至第三十六卷）

宋·刘昉 编著

据中国中医科学院图书馆馆藏日本据宋墨书真本手抄本影印

幼幼新書

三十三

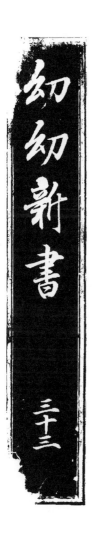

幼幼新書卷第三十三 眼目耳鼻二十四門

眼赤痛第一 目瞳附

胎赤眼第二 緣目有瘡而赤者是

睛生障翳第三

眼痒第四

眼暗第五

睛高第六

青盲第七

雀目第八

疣目第九

齆鼻第二十

鼻塞第二十一

鼻流清涕第二十二

鼻乾無涕第二十三

鼻有息肉第二十四

眼赤痛第一 目瞳附

巢氏病源小兒目赤痛候、肝氣通於目、藏內有客熱、與胷膈痰飲相搏、熏漬於肝、肝中熱氣、衝發於目、故令目赤痛也、甚則生翳、

漢東王先生家寶治眼病證、嬰孩小兒目赤者、因上焦壅熱、痰飲相搏、熏漬於肝、以致眼昏澀疼痛、宜用金連散、方見夾驚輕傷寒門中青丹、方見單傷寒門中洗肝散、四順散、各二三服相間與之、并用青涼膏、貼兩太陽穴、三方並見本門如依資次不退、腑藏痰壅漸加熱痛、其熱氣蘊積、則變生障翳、

外臺、五忌云、凡目疾不問少長男女等、所忌有五、一房室、二麵酒、三衝風冷霜雪、向日遠視、四哭泣嗔怒、五終身不用喫生五

辛、蕎麥煎炙菜若因疾犯者、則疾深難療、辛細意將慎、百無一失、故具五忌也、兒小者雖不能皆犯此五忌、然其間有不可不忌者。

顱顖經治孩兒赤眼、并胎熱、及癬瘡多淚、茴香散。

茴香　冬青膽陰乾　生甘草各等分

右每洗眼時、取藥一分、水一盞、煎十沸、後溫洗之、或孩兒長大、即加藥并水。

顱顖經孩子用洗眼後、更服飲子方。

知母　黄芩　青葙子
地蛹子　秦皮　車前子（草）
山梔子　獨活（各等分）
右件藥、以水五合、煎二合、去滓溫服、忌
食如常、
千金治目熱背赤、生赤脉侵睛、息肉急痛、
閉不開、如芥在眼磣痛、大棗煎方、
大棗（七枚去皮核）　黄連（二兩碎綿裹）　淡竹葉（切五合）
右三味、以水二升、先煮竹葉取一升、澄
清、取八合、內棗肉黄連、煎取四合、去滓

令淨細細以傳（傅）目眥中、

千金翼治目赤痛方、

雄黃　細辛　乾姜 各一銖

黃連 四銖

右四味、細篩、綿裹以唾濡頭、注藥內大眥、必閉目、目中淚出、須臾自止、勿手近、勿用冷水洗、

千金翼、又方、

雄黃　乾姜　黃連

礬石 燒半日 各一分

右四味合用之、如前方可加細辛一分、

千金翼治目赤口乾脣裂方

石膏（一斤碎） 生地黄汁 赤蜜（各一）

淡竹葉（切一升）

右四味、以水一斗二升、煑竹葉取七升、去滓、下地黄汁兩沸、下澄清、煑石膏取一升半、蜜取三升、細細服之、

千金翼治赤眼方、

右取杏仁四十九顆末之、絹袋裹、飯底蒸之、熱絞取脂、以銅青胡粉各如大豆、

乾姜鹽各如半大豆、熟研之、以鷄毛沾

取掠眼中眥頭、日二、不過三差、

千金翼赤眼方、

杏仁脂一合　鹽緑如棗核大　印成鹽三顆

右三味、取杏仁脂法、先擣杏仁如脂、布

袋盛、蒸、熟絞取脂、置瓷器中、內諸藥、直

坐着其中、瓷蓋二七日、夜卧注目四眥、

不過七度差止、

千金翼治赤眼不問久近方、

右用硇砂三兩、一味以醋漿垍器中浸、

日中曝之三日，藥着器四畔乾者，取如粟米大，夜着两眥頭，不過三四度，永差。并石鹽、石膽等尤佳。

千金翼治眼赤暈白膜翳方

右用麻燭一尺，薄批猪脂，裹使匝，燃燭以銅器承取脂，内甤仁三十枚研，胡粉少許，合和令熟，夜内两眥中。

千金翼又方

右用枸杞汁洗目，日五度良，煮用亦得。

千金翼治赤眼方

石膽　蕤仁　塩淥

細辛各一兩　生驢脂一合

右五味為末，以乳汁和，夜點兩眥。

外臺謝道人療眼暴腫，毒痛不可忍，欲生翳方。

決明子　梔子仁肥者精　地膚子

茺蔚子　乾藍葉切，各一升　石膏研

升麻切，各四兩　苦竹葉切，二升　芒硝二兩

舂車前草汁一升二合　冬瓜子三升，為末

右十一味，以水二斗，煮竹葉，取七升二

合去滓、內諸藥、煮取四升、分為四服、每服相去可兩食間再服為度、小兒減藥以意裁之

外臺古今錄驗療小兒眼痛方

右用取淡竹瀝拭之、

外臺古今錄驗又方、

右取鯉魚膽傳之、嬰孺以鯉魚膽點、

外臺古今錄驗又方、

右取車前草汁和竹瀝傳之、嬰孺以二物洗、

外臺古今錄驗又方、

右以人乳浸黄連點之。

外臺劉氏療小兒赤眼方。

黄連三分 朴硝一分，燒令乾

右件二味，以婦人妳汁浸之，點眼良。聖惠云：浸半日。

外臺小品療小兒蓐內赤眼方

右生地黄薄切，冷水浸，以貼之，妙。

外臺小品又方。

右取羊子肝薄切，以井華水浸，以貼之，妙。

外臺小品又方

右取黃蘗以乳浸點之

聖惠治小兒肝藏風毒上衝眼赤痛閉張不得頭額疼痛羚羊角散方

羚羊角屑　甘草炙微赤剉各半兩

葳蕤　防風去蘆頭　甘菊花

牛黃細研入　元參　赤芍藥

黃芩　梔子仁各一分

右件藥擣麤羅為散每服一錢以水一小盞煎至六分去滓入牛黃一字量兒

大小分減溫服

聖惠治小兒眼風熱澀赤痛梔子仁散方

梔子仁　黄芩　犀角屑

龍膽去蘆頭　赤芍藥　黄連去須

川大黄剉微炒　甘草炙微赤剉各半兩

右件藥擣篩為散每服一錢以水一小盞煎至五分去滓溫服量兒大小以意加減

聖惠治小兒赤眼澀痛不開由膈中有熱宜服決明散方

决明子　子芩　柴胡去苗
川大黄剉微炒　川升麻　梔子仁
甘草炙微赤剉　羚羊角屑各半兩　石膏一兩
右件藥擣麤羅為散，每服一錢，以水一小盞，入竹葉七片，煎至五分，去滓，不計時候，隨兒大小，加減溫服。

聖惠治小兒熱毒，眼疼痛赤澀，熱淚不止方。

元參　决明子　甘草炙微赤剉
黄芩　梔子仁　犀角屑

牛黃細研各半兩　龍腦半錢細研

右件藥擣細羅為散，都研令勻，每以食後以蜜水調下半錢，五歲以上增之。

聖惠治小兒肝藏壅熱，兩眼赤痛，龍腦散方：

龍腦一錢細研　梔子仁　黃芩
麥門冬去心焙　地骨皮　川升麻
犀角屑各半兩　川大黃一兩剉微炒
甘草炙微赤剉　牛黃細研各一分

右件藥擣細羅為散，每於食後以溫水

調下半錢，五歲以下，可服一字。

聖惠，治小兒肝藏風熱，上注眼目，赤腫疼痛，羚羊角散方。

羚羊角屑　犀角屑　赤芍藥各三分

黄連去須　馬牙硝　朱砂細研各一分

牛黄　天竺黄各細研　川升麻

芎藭　甘草炙微赤剉　當歸剉微炒各半兩

右件藥擣細羅爲散，入研了藥令勻，每服煎竹葉湯放溫調下一錢，量兒大小以意加減。

聖惠治小兒肝藏風熱上攻，眼目赤痛，真珠散方

真珠末研入　青葙子各一分　牛黄細研

甘草炙微赤剉　黄連去須各半分　蔓菁子半兩

右件藥，擣細羅為散，入研了藥，都研令勻，每服以熟水調下半錢，量兒大小，加減服之。

聖惠治小兒肝藏久積風熱毒上攻，兩眼赤痛，宜服胡黄連散方

胡黄連　真珠末研入各一分　梔子仁

甘草（炙微赤，剉，各半兩）

右件藥擣細羅為散，入真珠粉，同研令勻，每服一字，濃煎竹葉湯溫溫調下，不計時候，量兒大小，加減服之。

聖惠治小兒肝心壅熱上衝，眼赤腫疼痛牛黃丸方。

牛黃　熊膽（各細研，一分）　朱砂（細研，水飛過，一）

黃連（末，各半兩）　龍腦（細研）　膩粉（各一錢）

右件藥都研令勻，煉蜜和，丸如麻子大，不計時候，以溫水下五丸，量兒大小，以

意加减

聖惠治小兒熱毒眼赤痛黄連水藥煎方

黄連去須 蕤仁湯浸去皮研入

杏仁各四十九枚湯浸去皮尖雙仁研入 黄蘗剉

青鹽各半兩 膩粉 龍腦細研各一錢

右件藥擣細羅爲末入研了藥令匀以生絹袋盛用雪水二大盞浸藥一七日取出藥袋子將藥汁灌在竹筒内密裹封坐在重湯鍋中煮一伏時掘地坑子深三尺埋一宿取出入龍腦攪令匀以

瓷餅盛旋取點之、

聖惠治小兒暴赤眼澀痛、神効方、

龍腦半錢　秦皮剉　黃連去須

甘草生剉　馬牙硝鍊過細研各半兩

右件藥擣、羅為末、用水一大盞、浸藥一宿、宿以銀銚子、煎至五分、以新綿濾過、入龍腦攪令勻、用瓷器盛、日三度、以銅筯點之、

聖惠治小兒暴赤眼澀痛、點眼方、

黃連末　杏仁湯浸去皮尖各一分

膩粉半錢　蕤仁半分湯浸去皮

右件藥、先將杏仁蕤仁、爛研如膏、後入

黃連膩粉、相和研了、以新綿厚裹、却以

新汲水半小盞、於淨器內浸藥半日、捩

取汁、日三四度點之、

聖惠、又方、

甘蔗汁三合　黃連半兩末

右件藥、於銅器中、以慢火熬養令汁減

半、以綿濾、每日三四度點之

聖惠、又方、

龍腦一錢　川朴消半兩

右件藥都研令細，每用如菉豆大，日三四度點之。

聖惠治小兒眼暴赤痛點方：

鷄子一枚　黃連末半兩

右取鷄子敲破頭，作小竅子，出黃取清，調拌黃連末，却內鷄子殻中，蠟紙封裹，於青泥坑中浸三兩日，不得令没，取出，日三四度點之。

聖惠又方：

杏仁一分湯浸去皮尖　龍腦三豆許大

右件藥先研杏仁後入龍腦同研如膏

頻點少許目眥中差

聖惠治小兒目暴赤熱毒腫痛方

蕤仁一分去皮研　黃連末半兩

右件藥同研以綿裹內鷄子白中浸一

宿後和如膏以半小豆大點目兩眥良

久用熱水洗之

聖惠治小兒眼痛赤澁眼方

黃蘗　秦艽去苗各一兩　蕤仁半兩湯浸去皮

乾棗一七枚去核

右件藥細剉、以水三大盞、煎至二盞、去滓放温、時時用洗之

聖惠、又方、

生地黄　黄芩　決明子各一兩

竹葉切一升　赤芍藥半兩

右件藥細剉、以水二椀、煮一二十沸、去滓澄清、日三四度洗之

聖惠、治小兒眼赤痛、不能開方、

竹瀝三合　人乳汁一合

右件藥相和，以綿濾過，時時拭眼中，月內兒及三歲以下，並宜用之。

聖惠治小兒肝藏風熱，上攻於目，疼痛不止，宜用牛黃膏方。

牛黃一分 川大黃一兩，剉，生用

右先擣羅大黃為末，與牛黃同研令勻，以生地黃汁調如稀膏，勻於紙上貼眼，候乾時時以冷水潤之，如食頃間重換。

聖惠治小兒蓐內患赤眼方。

黃連去須 黃蘗各一錢

右件藥細剉，以奶汁浸半日，綿裹，濾去滓，頻點之。

太醫局羚羊角散，治大人小兒一切風熱毒氣上衝，眼目暴發赤腫，或生瘡疼痛，隱澀羞明方。

羚羊角（鎊） 川升麻 黃芩 車前子 甘草（微炙，各十兩） 決明子（二十兩） 草龍膽（去蘆頭） 梔子仁（各五兩）

右為細末，每服一錢，食後溫熟水調下，日進三服，小兒可服半錢。

太醫局秦皮散治大人小兒風毒赤眼腫痛痒澀眵淚昏暗方

秦皮剉　桂府滑石搥碎　黃連去須各十兩

右為細末，每用半錢，沸湯點，去滓，溫熱頻洗。

嬰孺治小兒赤眼方

黃連半兩搥　丁香五個　棗一枚去核

右以水半升，銅器中煎至一大合，勿令灰入，澄了，却入銅器中，紙封頭，避塵土，點眥中。

嬰孺治小兒頭眼熱痛方

木香　白檀香各三分

右為末，以水塗顖上，乾則易之。

嬰孺又方

右取芭蕉汁塗顖上，立愈。

嬰孺治小兒肝熱衝眼，決明湯方

決明子　大黃　子芩

梔子仁各七分　升麻　芍藥

柴胡各六分　枳殼三分，炙　竹葉切，八合

石膏十分，碎，綿裹　杏仁去皮，碎　甘草炙，各二分

右以水四升煮一升二合為四服一二歲兒一合若生障翳加地膚子五分

嬰孺治小兒眼赤膜膜不開膈中有熱決明湯方

決明子 子芩 淡竹葉切五合

大黃各一分五 升麻 梔子

石膏綿包碎各四分 柴胡 枳殼炙各三分

甘草一分半

右以水二升七合煮七合二百日兒為三服

嬰孺治小兒眼赤痛有膿壯熱已眼湯自下不消澤瀉湯方

澤瀉　升麻　知母
柴胡　梔子仁　芍藥各八分
決明子五分　枳殼炙四分　竹葉切一升
杏仁去皮尖　寒水石碎各六分

右以水五升煮一升半五六歲為三服

嬰孺治小兒眼痛方

右取薺杵汁注目中佳

漢東王先生家寶治小兒目赤腫痛等洗

肝散方、

芍藥　防風各一分　羌活

大黃濕紙裹煨　甘草炙各半分

右為末、每服嬰孩一字、二三歲半錢及一錢水一藥注、或半銀盞、燈心黑豆各少許同煎十數沸、食後服之

漢東王先生家寶治小兒目赤、上焦壅熱及退諸般潮熱、大便不通、四順散方、

當歸先去土　芍藥先　大黃濕紙裹煨

甘草炙

右等分為末，每服嬰孩一字，二三歲半錢，及一錢，水一藥注，或半銀盞，於銀石砂銚中煎十數沸，溫服。

漢東王先生家寶治赤眼腫痛，貼太陽穴清涼膏方。

右芙蓉葉見秋了採陰乾為末，每用半錢或一錢，以井華水調貼之。

四十八候，治風熱赤眼，通頂散方。

石膏煆　薄荷花各一分　川芎二錢炙

鵬砂　牙硝各半錢　甘草二寸炙

右為末，麝香蜜水調，

劉氏家傳小兒赤目，及斑瘡入眼方，

龍腦 薄荷 川黃連 各一两

右同末之，新汲水調，塗頂上，

張氏家傳治上焦壅熱，牛黃散子，偏療諸眼疾及小兒諸疾方，

內桂 鬱金 各一两 馬牙硝 四两

甘草 半两

右四味，並生用擣羅為散，有患眼十五年二十年，秖喫一二两便差，小小赤眼，

只喫十服已來便差、臨卧用新汲水調

一錢匕、

莊氏家傳截赤目、清神膏方、

右每用杏仁三四枚、去尖連皮、靜漱口

爛嚼、以膩粉少許相拌、青色得所、用急熟湯浸散、正卧、用紙脚子去眼中時時點之、覺

藥力行、且便睡一時已來、或臨夜睡時

用之、睡至曉神効、甚妙、

王氏手集、大治小兒赤眼、痛不可忍方、

右射干不許多少、細擣羅為末、每服一

錢用臘茶清調下、臨臥服、

吉氏家傳治目腫出血方、

甘草（五寸、用豬膽汁浸炙盡、）

右為末、每服半錢、米泔調下、

吉氏家傳治小兒赤眼方、

牛黃　決明子　蕤仁（各等分）

右為末、蜜為丸如麻子大、臨臥乳汁下二丸、或豬膽丸妙、

聖惠灸法、小兒二三歲、忽發兩眼大小眥俱赤、灸手大指次指間後一寸五分口陷

者中、各三壯、炷如小麥大、

聖惠、又小兒熱毒風盛、眼睛疼痛、灸手中指本節頭三壯、名拳尖也、炷如小麥大、

胎赤眼第二 緣目有瘡而赤者是、

巢氏病源小兒緣目生瘡候、風邪客於瞼眥之間、與血氣相搏、挾熱即生瘡、浸漬緣目、赤而有汗、時差時發、世云小兒初生之時洗浴兒不淨、使穢露津液浸漬眼瞼睫眥、後遇風邪發、即目赤爛生瘡、喜難差、差後還發成疹、世人謂之胎赤、

千金治胎赤眼方

右取槐木枝如馬鞭大長二尺齊頭油麻一匙置銅鉢中旦使童子以木研之至瞑止夜卧時洗目傅眥日三良

仙人水鑑孩子一月内忌赤眼此為肝眙風方

牙硝一分　雄黄少許

右二味研令細點之立差

外臺近効療眼睛不疼亦不痛上下瞼赤風痒生瘡淚多者宜點此藥方

逃仁（四十九枚、去赤皮研、）

胡粉（如碁子許大、上火燒看赤變如金色、）

右二味、各別研、取好真酥如杏核許大、都一處和研令勻、入龍腦香如大豆許大三粒、報研令消、宜油帛裹或銅合子盛之、勿泄氣傷風則不堪用、或有小兒胎赤、並宜用此方、且不疼痛、亦不損眼、大人久患赤痛爛瘡着、宜先取鹽花或好白鹽一方寸匕、醋漿水不用絶酢、中中者一大升、煎鹽三五沸、則綿濾取汁、欲夜臥、先以清水洗眼、次以鹽湯洗之、拭令眼乾、次以爪甲挑取麻子許多藥塗眼大小眥住眼開合、須臾少淚出、眼中涼冷、狀若人吹、不經三日內、其赤便差、視物漸明、恐眼中忽有倒毛眯刺眼者、速令一人以鑷子摘去之、亦令人眼赤淚多磣痛、若不除之、塗藥終無益耳、

聖惠、治小兒眼胎赤風毒所攻、瞼痛、升麻散方、

川升麻　黃耆剉　甘草炙微赤剉

元參各半兩　犀角屑　防風去芦頭
蕤仁湯浸去皮各一分
右件藥擣麤羅為散，每服一錢，以水一小盞，煎至五分，去滓，入竹瀝半合，更煎一兩沸，量兒大小，分減温服，日三四服。

聖惠治小兒眼胎赤腫痛，上焦壅熱，麥門冬散方：

麥門冬去心焙　犀角屑　川芒硝
甘草炙微赤剉　防風去蘆頭各半兩　旋覆花一分
右件藥擣麤羅為散，每服一錢，以水一

小盞煎至五分，去滓，量兒大小，分減溫服，日四五服。

聖惠治小兒眼胎赤，久不差，牛黃丸方。

牛黃細研　蕤仁湯浸去皮　決明子各一分

黃連去須　犀角屑各半兩　龍腦一錢細研

右件藥搗羅為末，鍊蜜和丸如麻子大，每服以溫水下五丸，日三四服，更隨兒大小以意加減。

聖惠治小兒胎赤，眥爛，黃連丸方。

黃連一兩去須　龍膽　防風各去蘆頭

川大黃剉炒 細辛各半兩

右件藥擣羅為末，鍊蜜和丸如菉豆大，每服以溫水下七丸，日三服，量兒大小加減服之。

聖惠治小兒眼經年胎赤，兼有翳膜，杏仁膏方。

杏仁一兩，湯浸，去皮尖，研如膏 膩粉一錢

鹽綠細研 黃連末，各一分

右件藥同研令勻，以真酥調如膏，攤於銅椀內，以熟艾如鷄子大，掘小坑子，內

烧艾煙出，便覆銅椀，於上熏之，勿令泄氣，候煙盡為度，更重研令勻，每取少許，以綿裹，用人乳汁浸一宿，日三四度，點之。

聖惠，治小兒眼胎赤，經年月深遠者，宜點銅青散方。

銅青　膩粉各一錢　龍腦半錢

乾地龍一條，為末

右件藥研，令極細，每用半小豆許，點肴目眥，日一兩度用之。

聖惠、治小兒眼胎赤、龍腦煎方、

龍腦一錢 塩綠半兩 蕤仁一分湯浸去皮

右件藥、都研令細、以蜜調似面脂、每日三兩上點之、

聖惠、治小兒眼胎風赤爛、不以年月發歇頻頻淚出、視物澀痛、不可忍、黃連煎方、

黃連一兩去須 蘆薈一分 龍腦一錢別研

右件藥、先將黃連蘆薈擣羅為末、以新綿裹、用水一大盞、於銀器中、以重湯煮、候藥汁三分減二、即去藥綿入龍腦、以

瓷餅子內收，每日三兩上點之。

聖惠治小兒眼胎赤，及生瘡，怕見風日方。

龍腦 半錢細研　蕤仁 一分湯浸去皮研

杏仁 一兩湯浸去六尖双仁研

右件藥，滴少水，都細研如乳汁，每日三四度點之。

聖惠治小兒眼胎赤痒痛方。

龍腦 半錢細研　桑葉 五兩燒作灰

右件藥，以水一升半，先煎桑葉灰，取半升，綿濾去滓，後入龍腦攪令勻，日三四

上、少々點之、

聖惠治小兒胎赤眼、洗眼黃蘗湯方、

黃蘗 剉 秦皮 各一两 蕤仁 一分湯浸去皮

右件藥擣篩為散、每取五錢、以水一大盞入棗五枚、煎一二十沸、去滓、適寒溫洗之、

聖惠治小兒胎赤眼、及風赤眼、玉筋煎方、

右蚍蟲二條、小兒口中吐出者為上、將於瓷合子中盛、用紙裹、向濕地埋五十日後取出、其蟲化為水、以瓷缾子盛、每

日以銅筯點少許看目眥頭及夜臥時

再點之

聖惠治小兒眼胎赤及生瘡方

右用馬牙硝半兩細研取臘月豬膽三枚內硝入膽中浸之陰乾後取硝出以少許龍腦同細研點之

聖惠治小兒肝熱衝眼緣目生瘡黃連散方

黃連半兩去須　赤芍藥　甤仁湯浸去皮

木通剉　決明子　梔子仁

黄芩　甘草（炙微赤剉）各一分

右件藥擣麤羅為散，每服一錢，以水一小盞，入竹葉七片，煎至五分，去滓溫服，日三四服，量兒大小，以意加減。

聖惠治小兒赤眼疼痛，緣目生瘡，難開澀痛，及有熱淚，犀角散方。

犀角（屑）　羚羊角（屑）　防風（去蘆頭）

元參　黄芩　黄耆（剉）各一分

柴胡（去苗）　川大黄（剉微炒）　馬牙硝各半兩

右件藥擣麤羅為散，每服一錢，以水一

小盞、煎至五分、去滓溫服、日三四服、量兒大小、增減服之

聖惠治小兒緣目生赤瘡、及生翳、細辛丸方、

細辛　黃連（去須）　蘆薈

桑根白皮（剉）　甜葶藶（隔紙炒令紫色、各一分）

蕤仁（半兩、溫浸去皮）　龍腦（半錢、細研）

右件藥、擣、羅為末、鍊蜜和、丸如菉豆大、每服以溫水下七丸、日三、三歲以上、即服五丸、

聖惠、治小兒緣目及眥爛作瘡、黃連丸方、

黃連半兩去須 川大黃剉微炒 龍膽

防風各去芦頭 細辛 元參各一分

右件藥擣、羅為末、鍊蜜和、丸如菉豆大、

每服以熟水下五丸、日三服、量兒大小、

以意加減、

聖惠、治小兒緣目及眥爛作瘡腫痛、白礬

煎方、

白礬一分燒為灰 黃連半兩去須 青錢十文

防風去芦頭 朴消各三分 地黃汁一合

白蜜三合

右件藥擣細羅為散，用綿裹內一青竹筒中，入地黃汁及蜜，以綃油單蓋，緊繫筒口，於炊飯內蒸之，候飯熟即瀉出，以綿濾過，日三四度，取少許塗之。

聖惠治小兒眼赤痛及緣目生瘡，黃連煎方。

黃連半兩，去須　童子蚘蟲五條，吐出者

龍腦半錢，細研　蜜二兩

右件藥，除龍腦外，入在瓷餅中，於炊飯

中蒸候、飯熟爲度、以綿濾、去滓取汁、入
龍腦令勻、日三四服點之、
聖惠、治小兒風熱、致緣目生瘡赤痛、龍腦
煎方、
龍腦半錢　川芒硝　黄丹各一分
膩粉半分　蜜三兩
右件藥同入竹筒、以童湯煮一日、以綿
濾過、於瓷餅內盛、每日三四度點之、
聖惠、治小兒熱毒衝眼、緣目生瘡、熱疼不
止、梨汁煎方、

大鵞梨一枚，去皮核　　黃連末，二錢
龍腦一錢
右先將梨爛研，絞取汁，綿裹黃連末，於梨汁內浸半日，入龍腦令勻，日三五度點之。

聖惠治小兒緣目生瘡腫痛方。
黃連半兩，去須　　杏仁一分，湯浸去皮尖，細研。
膩粉半錢
右件藥以綿裹，冷水一小盞浸一宿，後每日三五上點之。

聖惠治小兒緣目皆爛作瘡方

青錢一十文　青鹽一兩

右件藥相和，先以濕紙數重包，又用泥裹候乾，於猛火中燒令赤，放冷，剝去泥紙後擣細羅為散，每取一菉豆許，以津調塗瘡上。

聖惠又方。

黃蘗　黃連去須　梔子仁各半兩

右件藥細剉，以水一大椀，青鹽一分，煎十餘沸，以綿濾過，溫溫洗之，日三兩度

用之、

嬰孺治小兒眼赤爛皆痒痛淚出、可視風下傷裂痛方、

黄連二錢　大青錢七文　礬石灰半分

右以水三合、蜜三合、銅器内二斗米飯上蒸、煎成、夾綿濾澄点之

張渙治眼瞼赤爛、二金散方、

黄連去須　黄蘗各一錢

右件搗羅為麁末、以妳汁浸一宿、焙乾

每用少許、以新綿裹、用荊芥湯浸、放温

熱時時洗之、

張氏家傳、治小兒風赤、及胎風瞼、頭尾有瘡、百靈散藥方、

青橘皮一兩去穰　大芎一分　白牽牛

牛蒡子各二兩微炒　大黃濕紙裹火內炮

粉草各半兩

右件藥在春合用青橘皮、在夏秋合用黃橘皮、大黃在春即生用、在夏秋如前法製、並擣羅為末、每服一錢匕、以甜竹葉湯調下、食後臨睡、

閻氏家傳小兒孩兒赤眼爛眼差明方

黃連半两末　輕粉一錢

生雞子殼一箇末之又研極細

右再研令勻安在大口餅子內用布蓋星月下露一宿來日再研勻用少許津調傳眼脣上

莊氏家傳小兒眼脣赤爛方

右用光粉少許乾擦之即平

胡氏家傳銅青散治小兒斑瘡雀目爛眩淚多方

銅青　五倍子末各抄半錢七
山梔子仁末　白鱔土　秦皮末各抄一錢七
右都細勻為末，乳汁為丸，如雞頭子，每用一丸，百沸湯半盞泡開，澄清溫洗。
莊氏俞集穴灸法，小兒二三歲忽發兩眼大小眥皆赤，灸手大指次指間後一寸五分陥中各三壯。

睛生障翳第三

巢氏病源眼障翳候，眼是腑藏之精華，肝之外候，而肝氣通於眼也。小兒腑藏痰熱

此處有脫簡

泥重包着猛火燒之、候泥乾即取出、去泥、入水少許、絞取汁、以銅器盛、慢火漸漸熬之、令如稀餳、即貯入瓷合中、每日一度點一菉豆許、

聖惠又方、

右用書中白魚為末、點少許翳上、即愈、

聖惠又方、

右用露蜂房一兩、以水二盞、煮五七沸、去滓、溫々洗之、即差、

博濟方、治男子婦人小兒遠年日近風毒

氣上攻眼目昏暗赤澀疼肉生瘡翳膜遮
障不明及久患偏正頭疼眼目漸細小及
有夾腦風痛多視黑花但有此狀服藥五
日見效羌活丸

羌活　川芎　天麻
旋覆花　青橘皮去瓤　天南星炮
藁本麁者藁本細者威灵仙碎不用使各一兩
牽牛子六兩杵取二兩末餘者不用微焙乾

右件七味一處為末後入牽牛子末和
匀取生姜自然汁煮麵糊和丸如桐子

大食後溫酒鹽湯米飲任下二十丸日三服小兒小丸量度與服不醫內外障及暴赤眼

靈苑治翳膜立效洗肝散方

白蒺藜（一兩半微炒去角） 羌活

防風（去芦頭各半兩） 甘草（一分炙） 馬牙硝（二兩細研）

右同為細末每服二錢用溫熟水調下食後臨臥時服小兒及年少氣實者只用牙硝一味為末每服一錢小兒一字熟水調下若是暴翳不過兩服便落

漢東王先生家寶治小兒肝藏壅熱，及眼生浮翳，羌菊散方。

羌活　山梔子仁炒　防風各一分

甘草一分半　白蒺藜炒去火　菊花各半兩

右為末，每服半錢，或一錢，蜜湯調下，一日三服，食後。

漢東王先生家寶治肝藏壅熱，眼生翳障，決明丸方。

決明子　車前子　菊花

川芎　宣連　當歸各一分

大黄 子芩各半分

右為末，鍊蜜丸如小菉豆大，及麻子大，每服五歲七丸，七歲十丸，十歲十五丸，以意加減，並煎桑枝湯吞下，麥門冬熟水亦可。

漢東王先生家寶：治小兒風熱疳氣攻眼赤痛，內外障眼，四仁丸方。

桃仁 杏仁各四箇，去皮尖 蕤仁

郁李仁各去皮尖 蕪荑取肉各伍箇 北亭如豌豆大一塊

海螵蛸取末

右七味、於乳鉢内生研極細、將綿絹濾過後入白蜜半兩、龍腦一字、真麝香少許、輕粉一字、再研極勻、熬之、

漢東王先生家寶、治嬰孩肝熱眼赤痛涼膈退熱、去翳銀、白散方、

天花粉　連翹　甘草炙

川白藥　白附子各等分

右為末、每服半錢、麥門冬蜜熟水調下、不拘時候、

錢乙附方、地黃散、治小兒心肝壅熱、目赤

腫痛生赤脉或白膜遍睛四邊散漫者猶易治若暴遮黑睛多致失明宜速用此方亦治瘡疹入眼

木通　甘草（剉炒各一錢半）　黃連（去須）

大黃（去皮取實者剉略炒）　防風（去芦頭焙）

羌活　生犀（末）　蟬壳（去土）

木賊　穀精草　沙苑蒺藜

白蒺藜（各一錢）　生熟乾地黃（切焙秤）

當歸（去芦頭研焙秤各一分）　元參（半錢）

右為細末每服一字或半錢量大小加

减煎羊肝湯、食後調下、日三夜一、忌口

將息、亦治大人、

張渙鎮肝散、去痰熱退翳方

胡黄連　梔子仁各兩　甘艸草微炙

馬牙硝　青相子各半兩

已上擣羅為細末、次用

牛黄　真珠末各一分研

右件都拌勻細研、每服一錢、水八分一

盞、入荆芥薄荷各少許、煎四分、去滓温

服、食後、

嬰童寶鑑、治小兒眼中生翳疼痛并暴赤眼方、

羌活　蟬殼　蛇蛻

防風　穀精草　菊花

木賊　甘草炙　大黄煨

山梔子仁　黄連　白蒺藜

沙苑蒺藜各等分

右件為末、每服半錢、熟水調下、

劉氏家傳、治大人小兒、遠年日近、内外障翳昏睛并暴腫赤澀流淚、及胎風爛眩、退

翳膜消疹內、八仙丹方、

膽礬（洗去塵研） 川黃連（去毛末各三錢）

乳香（通明者） 青鹽（洗去去塵） 黃丹（燒通赤）

眞腦子（各一錢研） 輕粉（三竹箇）

蝎梢（連芒用七箇末之）

右都研極細勻、次用沙糖汁和、丸梧桐子大、每一丸安瓷器中、百沸湯浸、以筋打散、澄取清水、熱洗眼、水冷則止、復以藥水傾藥滓器中、經一二時、再以湯底如前洗、凡一丸可五次用、忌一切動風

毒物并愁惱此方乃廣鑒禪師傳方若目睛全者用之必平復極神妙不見物者復如舊此僧用此醫其妹見效

吉氏家傳治風翳滿瞳人及風眼羊肝散方

牛蒡子炒　木通　蒺藜炒去角

右三味等分為末每服三錢用羊肝汁調下大小加减

吉氏家傳治眼中有白膜旬日不開宣服此方

夜明砂一两炒煙出

蟾一箇分两處燒半生半熟為度

杏仁一伯粒去皮尖炒

右件為末，收之，臨用即旋以飯丸如菉豆大，每服三丸，米飲下，頻以湯投之，看大小加減。

吉氏家傳治熱氣盛，翳膜上睛，青盲，兼惡眼疼痛方

兔肝一具　梔子仁　黃芩各二钱

黃連　升麻　決明子各三钱

細辛一分　蕤仁大分研

右件為末，蜜圓如菉豆大，一二歲五丸，熟水下。

吉氏家傳威靈散，治小兒斑瘡雀目，眼生翳障遮瞞方。

威灵仙　仙灵脾　甘草炙

茯苓　子芩　青葙子

大青　芍藥　大黃蒸

右等分為細末，每服半錢或壹錢，積豬膽一箇，批開，摻藥末在內，麻皮纏，米泔

煮熟放冷喫、

吉氏家傳蕤仁膏點小兒翳方、

蕤仁三十粒去皮膜出油　鵬砂一塊如大豆大

牙硝煆過一錢　龍腦少許

右研勻細、乳汁調、瓷合盛、逐時點眼、

長沙醫者丁時發傳治小兒眼及障瞙方、

滑石半兩　川百藥煎一兩　青鹽

輕粉各一分

右為末、用白湯調半錢、熱洗眼、又服楮實散方、

楮實子二兩　荊芥一兩　甘草半兩炙
右為末，每服一錢，好茶調下。
長沙醫者鄭愈傳治翳障眼決明散方
石決明火煆　穀精草各二錢　蒼术三錢
蟬蛻七箇
右為細末，每服半錢，用米泔汁調下。
長沙醫者鄭愈傳明目退翳方
蟬蛻　蟬花　防風
楮子　草決明炒　羌活
甘草炙　川芎各半兩　蛇蛻

蠶紙燒灰　蒺藜子去尖　甘菊各三錢

右為細末，食後每服一錢，香熟水調下。

聖惠灸法：凡小兒至春秋，忽生白翳，遮瞳子疼痛者，灸第九推節上一壯。

眼痒第四

嬰童寶鑑小兒眼爛歌：

小兒沿目生瘡爛，發歇無時痒更疼，

毒熱兼風衝眼瞼，莫將胎赤一般攻。

千金治風眼爛皆痒痛方：

竹葉　黄連各一兩　栢白皮一兩半

右三味㕮咀，以水二升，煮取五合，稍用滴目兩眥，日三四度。

嬰孺治小兒傷風，眥間赤爛，赤痒經年不差，青錢散方。

右用大青錢一百文，以好酒三升，煎錢令乾燥，剉取屑，羅了，点眥中。

吉氏家傳点眼蕤仁膏，治風熱瞳赤痒痛方。

蕤仁壓去油　青鹽　腦子
臘月豬脂　熊膽各等分

右件研極細如是外障入川烏頭尖些小不可多用用乳汁化開点之

眼瞎第五

千金翼決明丸主眼風虛勞熱暗暈内起方

石決明燒　石膽　光明砂

芒硝蒸　空青　黃連不用須

青葙子　決明子以苦酒漬經三日暴乾

蕤仁　防風　鯉魚膽

細辛

右一十二味等分擣、密絹篩石研令極細、以魚膽和圓如梧子曝乾、却研碎、銅器貯之、勿泄、每服取黃米粒大内眥中、日一夜一、稍々加、以知為度、兒小極少注之、

千金翼補肝丸、主明目方、

地膚子　藍子　蒺藜子

車前子　兔絲子　瓜子

茺蔚子　青葙子各二合　桂心五分

細辛　螢火蟲　決明子各五合

大黄二两　黄連一兩半

右一十四味，擣篩，鍊蜜和，飲服如梧子十五丸，可至二十丸。慎熱麵食生冷酢滑油蒜豬雞魚蕎麵黄米。小兒作小丸量之。治眼暗神方也。

千金翼：眼暗方。

右用蔓菁子一斗，淨淘，以水四斗煮，自旦至午，去汁易水，又煮至晚，去汁易水，又煮至旦，曝乾，以布袋貯之，一度擣三升，以粥汁服三方寸匕，日三服，美酒等

任性所便兒小量之

千金翼補肝湯主肝氣不足方

甘草炙　黄芩　人参

桂心各二兩

右四味㕮咀以水六升煮取二升去滓

分三服隨大小分減

千金翼瀉肝湯主藏中痰實熱衝眼漠々

闇方

苦竹根八兩　半夏四兩洗　杏仁去皮尖仁兩

乾地黄各一兩　細辛　甘草炙各二兩

乾姜　茯苓　枳實炙

白朮各三兩

右一十味，㕮咀，以水一斗二升，煮取二升七合，去滓，分三服，量兒大小，分減服之。

千金翼瀉肝湯，主眼漠漠無所見，或時痛赤，腹有痰飲，令人眼闇方。

大黄　白朮各二兩　甘草炙

芍藥　當歸　茯苓

黄芩　細辛　桂心

人參各一兩半　生薑五兩切　半夏四兩洗

右一十二味㕮咀、以水一斗、煮取三升、分為四服、量兒大小、分減服之、

千金翼治眼漠々、決明洗眼方、

決明子二十五枚　蕤仁　秦皮

黃連宣州者佳各半兩　螢火蟲七枚

右五味切、以水八合、微火煎取三合、用綿注洗目、日二度、

千金翼治五藏客熱上熏一作衝眼、外受風寒、令眼病不明方、

地膚子半两　栢子仁一合半　大黄二两

決明子五合　藍子　蕤仁

瓜子　青葙子　蒺藜子

兔絲子　茺蔚子各二合　螢火一合

黄連一两半宣州者　細辛五分　桂心七分

右一十五味、擣篩、鍊蜜和、丸如梧子、每服五丸、日三服、兒小分減服、

千金翼、治肝臟上大熱、目暗不明方

升麻　大青　黄蘗各三两

射干　生元參

薔薇根白皮各四兩　蜜一升
右七味㕮咀、以水七升、煮取一升半、去
滓、下蜜兩沸、細々含嚥之、
千金翼治眼暮無所見方、
右豬肝一具細切、以水一斗煮取熟、置
小口器中、及熱以目臨上大開勿閉也、
冷復溫之、取差為度、
千金翼治熱病差後百日內食五辛、目暗
方、
右以鯽魚作臛熏之、如前法良、

千金翼兔肝散主失明方

兔肝炙　石膽　貝齒

芒硝　甤仁　黃連

礬石燒　松葉　螢火

菊花　地膚子　決明子各一分

右一十二味為散食後服半錢匕不知稍々加服藥不可廢若三日停則與不服等愈後仍可常服之量兒大小分減服

千金翼治風痰胸滿眼赤闇方

決明子　竹葉　防風

枳實炙　澤瀉　黄芩

杏仁去皮尖兩仁熬各三兩　細辛

芒硝各二兩　芍藥　李子仁一方无

柴胡去苗各四兩

右一十二味，㕮咀，以水九升，煮取二升半，去滓，分三服，兒小分減服。

療海真珠膏方，專治眼久不差，茫茫不見物。

真珠末　甘菊花為末　香豉炒黄為末

井泉石細研各一分

右件拌勻、用白蜜一合、鯉魚膽一枚、同藥慢火熬成膏、次入好龍腦一錢、同拌勻、每用少許、時時點眼中、

千金灸法、治肝虛目不明、灸肝俞二百壯、小兒斟酌、可灸一二七壯、

聖惠灸法、治妳癧目不明、灸肩中俞二穴、各一壯、在肩甲內廉去脊二寸陷中、

睛高第六

聖惠、治眼熱毒所攻、目睛凸出、黃連丸方、

黄連去須　犀角屑　地膚子
決明子　黄芩　苦參
元參　車前子各一兩　朴消
龍膽去蘆頭各二兩
右件藥擣羅為末、鍊蜜和圓、杵三五百
下、圓如菉豆大、食後以熟水下一二十
圓、臨臥再服、
聖惠治眼睛無故突出一二寸方、
右急以冷水灌注目上、數々易水、須臾
睛當自入、平復如故、

長沙醫者丁時發傳，治大小兒風毒氣，眼睛懸出一二分，用此藥服，

川芎　白芷　荆芥

薄荷　菊花　甘草各等分

右為細末，每服一錢，或半錢，好茶調下，

青盲第七

巢氏病源小兒目盲候，眼無障翳而不見物，謂之盲，此由小兒藏内有停飲而無熱，但有飲水積漬於肝也，目是五藏之精華，肝之外候也，肝氣通於目，為停飲所漬，藏

氣不宣和、精華不明審、故不赤痛、亦無障翳而不見物、故名青盲也、

龍木論治小兒青盲外障候、此眼初患時、於母胎中、或受驚邪之氣、致令生後五七歲以來、便乃患眼、其初患之時、夜卧多驚、嘔吐痰涎黄汁、漸々失明、還從一眼先患、後乃相牽俱損、致使然也、宜服牛膽丸犀角飲子主効、二方並見本門

嬰童寶鑑小兒雀目青盲眼歌、

小兒飲水久停肝、翳障全無辯物難、

夜裏不明為雀目青盲晝夕一般看、

千金翼治青盲方、

右用長尾蛆淨洗、曝乾作末、內眼中差、

龍木論、牛膽丸方、

黄牛膽　鈎藤各半兩　人参

羚羊角　藿香　廣香各一兩

琥珀少許

右為末、鍊蜜為丸、如梧桐子大、每服五丸、薄荷湯化下、

龍木論、犀角飲子方、

犀角　防風　黄芩
芍藥各一兩　羚羊角　知母各二兩
人參一兩半
右為末，每服一錢，水一盞，煎至五分，食後，去滓溫服之。
聖惠治小兒青盲不見物，羊子肝散方：
甤仁湯浸去皮　防風去芦頭　香豉炒黄，各一分
井泉石半兩細研
右件藥，擣細羅為散，用羊子肝一片，并藥同研令爛，四五歲兒，分作二服，以新

汲水下，甚者不過三四服，隨兒大小，以意加減。

聖惠治小兒青盲及雀目，菊花散方：

甘菊花　寒水石各一分　牯牛膽　雌雞肝各一枚，並陰乾

右件藥擣細羅為散，取豬肝血調下半錢，不過三五服瘥，兼退翳，自然見物，更量兒大小，以意增減。

聖惠治小兒青盲不見物方：

鼠膽　鯉魚膽各二枚，取汁

右件二味相和，點眼用之，立效。

聖惠治小兒青盲腦痛方。

鯉魚腦　鯉魚膽各等分

右件藥相和令勻，點眥中，日三四服，神效。

聖惠治小兒青盲茫茫不見物方。

真珠半兩，研如粉　白蜜一合　鯉魚膽一枚

右件藥相和，煎一兩沸，候冷點眼中，當淚出，藥歇即效。

聖惠又方。

右用豬膽一枚、微火上煎之、良久候冷、

點如黍米大、効、

雀目第八

巢氏病源小兒雀目候、人有晝而精明、至瞑便不見物、謂之雀目、言如鳥雀瞑、便無所見也、

聖惠治小兒雀目、日晚無所見、夜明砂散方、

夜明砂微炒　姜石擣碎細研水飛過各半兩

細辛　羌活各一分

右件藥擣細羅為散，都研令勻，每服一錢，用白羊子肝半枚，粟米二百粒，水一中盞，煮米熟，去肝放冷，漸々服之，兒稍大，并肝食之。

聖惠，治小兒雀目，及疳眼，宜服煮肝石決明散方。

石決明細研　井泉石　蚌粉

穀精草各半兩

右件藥擣細羅為散，每服一錢，取白羊子肝一枚，劈開入藥末，以米泔一中盞煮熟，空心與食，量兒大小，以意加減。

聖惠治小兒雀目，至暮無所見，仙靈脾散方。

仙靈脾根　晚蠶蛾（微炒，各半兩）

射干　甘草（炙微赤，剉，各一分）

右件藥搗，細羅為散，用羊子肝一枚，切開，摻藥二錢在內，以線繫定，用黑豆一合，米泔一大盞，煮熟，取出，分為二服，以汁下之。

聖惠又方。

芜栢白皮　地膚子各一兩　車前子
細辛　烏梅肉微炒各半兩
右件藥擣細羅為散，每服以粥飲調下
半錢，量兒大小，以意增減。
聖惠又方：
細辛　麥門冬去心焙　甘草炙微赤剉
秦皮　[illegible]仁湯浸去皮細研各一分
右件藥擣羅為末，以白羊子肝一枚，去
筋膜，爛研，和丸如菉豆大，每於食後以
冷水下五丸，五歲以上增之。

聖惠又方

烏梅肉　梔子各微炒　黃連去須

防風去芦頭各一兩　黃牛膽一枚取汁

右件藥擣羅為末，以牛膽汁拌和令匀，曝乾重擣羅為末，煉蜜和丸如菉豆大，三歲每日空心以溫水下五丸，量兒大小以意加減。

聖惠又方

甘草炙微赤剉　穀精草各半兩　乾姜剉一分

右件藥擣羅細為散，用麵一兩，作燒餅

子様用藥三錢入在中間安慢火内煨令熟用好茶下之每日早晨一服至三日後見物多時着不過五服見効無閒問大人小兒並治小兒即量其大小加減

聖惠又方

地膚子　決明子各半兩

右件藥擣羅為末以粟米飯和圓如菉豆大每日空心以粥飲下七圓至夜再服量兒大小以意增減聖惠又作散飲服一錢

聖惠又方

夜明砂微炒　黃芩各半兩

右件藥擣、細羅為散、用米泔濯豬肝汁調下半錢、日三服、三歲以上增之、

聖惠又方、

右用蒼术一兩、去皮剉微炒擣、細羅為散、每服一錢、用羊子肝一具、以米泔煑熟、分半具細切拌藥、與兒食之、至晚再服、五歲以上即頓服、未喫食兒、不可與服、

聖惠、治小兒雀目、至見物方、

右用羊子肝一具，薄切作片子，鄆州蛤粉一錢，匀摻在肝内，繫定，以水煮熟，服之。五歲以下，分減與喫。

聖惠又方：

右用牽牛子一兩，擣細羅為散，用羊子肝一片，切入末一錢，拌肝，用白麵作角子兩箇，炙令黄色，候冷服之，以粥飲下。量兒大小，加減服之。

聖惠又方：

右用夜明砂一兩，微炒細研，豬膽和，圓

如菉豆大，不計食前後，以粥飲下五圓，三歲以下三丸。

聖惠治雀目不計大人小兒，久患不差方

天南星一枚，大者，炮裂　防風去蘆頭

黃芩　黃連去須　穀精草各半兩

甘草一分，炙微赤，剉

右件藥搗細羅為散，每服一錢半，用羊子肝一片，以竹刀子批開兩處，入藥末在內，於銚子中，用米泔一中盞，以盞子合，候煮盡泔為度，放溫食之，忌豬肉炙

煿熱麵、

聖惠又方、

黃芩　穀精草　蛤粉

羚羊角屑各半兩

右件藥擣細羅為散、每於食後、以溫水調下一錢、

聖惠、又方、

細辛　地膚子　決明子

松脂各二兩

右件藥擣細羅為散、每於食後、以竹葉

湯調下一錢、

嬰孺治小兒晚日眼茫茫不見物也、

右用鼠膽汁點目中、良、

張渙便明散方、專治小兒每至日暮、即不見物、乃雀目也、

地膚子 黃芩 決明子各半兩

蒼朮二兩米泔浸去皮焙乾 穀精草一兩

右件擣為細末、每服一錢、水八分一盞入荊芥少許、煎五分、去滓溫服、食後、

張渙家傳治眼還睛散風氣銀花攀睛努

綠瘀肉翳膜侵睛、小兒雀目、並皆治之
蔓菁子半升煮一蒸一炒壹　蓖麻子
旋覆花　眞菊花各八銖　羌活
防風　甘草炙　蒺藜沙苑若炒
青葙子炒　黍黏子炒已上各四銖　蟬殼
穀精草　石決明　蟬殼
地骨皮　木通草　牡蠣
烏魚骨　淡竹葉　木賊
草龍膽　細辛　蜜蒙花各十六銖
白花蛇半兩　蒼朮三十二銖、米泔水浸、竹刀劃去麤皮、右件擣羅為末、除蔓菁子單擣細拌和為散、每服二錢匕、丈夫生椒湯、或茶湯下、婦人并小兒雀目、並米泔調下、食後服、忌瓜魚醬酒、或肝藏風攻眼、入桃仁四兩炒、

吉氏家傳、治雀目夜盲、瑞雲散方、

真珠　決明子　土瓜根

石膏（慢火煨一宿　椀盖一宿）

右各等分為末、三光俱不覩、晝夜冥冥嗞啀不止、多痛刺、甘草煎湯調下半錢、

日三服、

聖惠小兒雀目夜不見物、灸手大指甲後一寸內廉橫紋頭白肉際各一壯、炷如小麥大、

疣目第九

巢氏病源小兒疣目候、人有附皮肉生、與肉色無異、如麥豆大、謂之疣子、即疣目也、亦有三數相聚生者、割破裏狀如筋而強、亦微有血而續復生、此多由風邪客於皮膚血氣變化所生、故亦有藥治之差者、亦

有法術治之差者、而多生於手足也、

龍目論治小兒瞼中生贅外障、此眼初患時、皆因脾胃壅毒上衝、入眼瞼皆之中、致令生肉、初時即于如麻米、後三五年間漸長大、摩隱瞳人、赤澀淚出、切宜鉤割熨去瘀血、後乃熨烙、即較、宜服捜胃散補肝丸、點曾青膏即差、（方並見本門）

千金治小兒疣目方、

右以針及小刀子、決目四面、令似血出、取患瘡人瘡中汁黄膿傅之、莫近水、三

日即膿潰根動自脫落、

龍木論搜胃散方、

大黃 桔梗 元參

防風 車前子 細辛

芒硝 黃芩各二兩

右為末水一盞散一錢煎至五分食後

去滓溫服、

龍木論補肝丸方、

芎藭 藁本 五味子

細辛各一兩 羌活 知母各一兩半

茺蔚子二兩

右為末，煉蜜為丸，梧桐子大，空心茶下十丸。

龍木論曾青膏方

曾青一兩　龍腦　乳頭香

朱砂　琥珀　真珠各半兩

右為末，水三盞，銀器內熬一錢，入蜜半兩，再熬成膏，臨睡點之。

聖惠治小兒疵目方

桑柴皮四升，以湯淋取汁入砂盆內煎如餳入

附子二枚，去臍，生用 硇砂一分，研入

糯米五十粒

右件藥擣羅為末，入煎內調令匀，每取少許，點疣目上，即自落，兼治黑痣。

聖惠又方：

桑皮灰 艾灰各三升

右件藥，以水五升淋之，又重淋三遍，以五色帛內汁中，合煎令消，點少許於疣目上，則爛脱矣。

聖惠又方：

右用糯米三十粒、於濕石灰裹理之、以
爛為度、用針撥破疣目傳之、經宿自落、

聖惠又方、

右硫黃細研、以醋調塗疣目上六七度、

聖惠又方、

右松脂栢脂擣末、以石灰汁調、點少許
於疣上自落、

聖惠又方、

右七月七日、以大豆一合、拭疣上三遍
即令病人自種豆於南屋東頭第二流

中、豆生四葉以熱湯沃之差、

聖惠又方、

右石灰以醋漬六七日、取汁點疣上、小作瘡即落、

聖惠又方、

右以蜘蛛絲纏疣目即落、

聖惠又方、

右、以杏仁燒令黑、研膏塗之

聖惠又方、

右以牛涎、數數塗疣上自落、

目中有眯第十目澀羞明附

千金治目中眯不出方

右以蠶沙一粒吞之即出

千金翼治眯目不明方

右槌羊鹿筋擘之如被筋法内筋口中熟嚼擘眼内着瞳子瞼上以手當瞼上輕挼之若有眯者二七過挼便出之視眯當着筋出来即止未出若復為之此法常以平旦日為出時為之以差為度出訖當以好蜜注四眥頭鯉魚膽亦佳

若数按目痛可間日按之

聖惠灸法小兒目澀怕明狀如青盲灸中渚二穴各一壯在手小指次指本節後陷者中灸如小麥大

耳聾第十一

巢氏病源小兒耳聾候小兒患耳聾是風入頭腦所為者手太陽之經入於耳內頭腦有風風邪隨氣入乘其脉與氣相搏風邪停積即令耳聾

嬰童寶鑑小兒耳聾鳴聤耳痛不痛歌

太陽入耳損听聽氣滯時多耳又聾、
鳴是風并氣相繫痛應腦户有邪風、
腎熱欝蒸聤耳患、日深疼痛出稠膿、
不有稠膿非此患、只緣滴水入其中、

千金治耳聾乾盯聹不可出方、

右擣自死白項蚯蚓、安蔥葉中、麪封頭、蒸之令熟、並化為水、以汁滴入耳中、滿即止、不過數度、即挑易出、差後髮裹鹽塞之、肘後以療蚰蜒入耳效、只以蚯蚓并鹽一捻、置葱筒中、須臾亦化為水、

千金又方

右灌酢三年者最良，綿塞之半日許，必有物出。

千金翼治耳聾方。

生地黃（極麤大者長一寸半）　杏仁（燒令黑）

巴豆（去皮熬令紫色各七枚）　印成鹽（兩顆）

頭髮（雞子大灸之）

右五味擣作末，以髮薄裹內耳中，一日一夜。若少損，即抑之，直以髮塞耳，耳中黃水及膿出，漸漸有效，不得更着。若未

擣一宿後更内二日一夜還去藥二依前法、

千金翼、又方、

硫黄　雌黄一云雄黄

右二味等分末之、綿裹塞耳、數日聞聲、

千金翼、又方、

右以童子尿灌耳中、三四度差、

千金翼、赤膏、主耳聾齒痛方、

丹参五两　蜀椒二升　大黄

白朮　細辛　芎藭各一两

乾姜 二两　桂心 四寸　大附子 炮去皮

巴豆 去皮十枚

右十味切、以淳苦酒漬一宿、內成煎猪膏三斤、着火上、煎三上三下、藥成去滓、可服可摩、耳聾者綿裹膏內耳中、齒冷痛着齒間、諸痛皆摩、若腹中有病、以酒和服如棗許、咽喉痛、吞如棗核一枚、

千金翼浴久聾方

成煎雞肪 五兩　桂心　野葛 各半兩

右三味切、膏中銅器內微火煎三沸、去

滓、密貯勿泄、以葦筒盛如棗核大、火炙令熱、仰傾耳灌之、如此十日、耵聹自出、大如指長一寸、久聾不過三十日、以髮裹膏、深塞勿使泄氣、五日乃出之、

千金翼又方、

右以器盛石鹽、飯底蒸令消、以灌耳中、驗、

聖惠治小兒耳聾、或因腦熱、或因水入、或因吹着、並宜用此細辛膏方

細辛　防風（去芦頭）　川大黄（剉微炒）

黄芩 各一分　川椒 十粒，去目　蠟 半两

右件藥細剉，用清麻油三合煎藥紫色，濾過，下蠟候消為膏，每日三度，用一大豆大，點於其耳中。

聖惠治小兒風熱，兩耳聾鳴方

遠志 去心　甘草 炙微赤，剉　柴胡 去苗

菖蒲 各一分　磁石 三分，擣碎，水淘去赤汁

麥門冬 半两，去心，焙

右件藥擣細羅為散，每服以葱白湯調下半錢，日二服，量兒大小，以意加減。

聖惠治小兒耳聾不差方

甜葶藶　杏仁湯浸去皮　鹽各等分

右件藥擣研如膏以少許豬脂和合煎令稠以綿裹如雞核大塞耳中日一易之

聖惠又方

松脂　菖蒲末　烏油麻各半兩

右件藥相和擣熟綿裹如一紅豆大塞耳中日一易之

聖惠又方

菖蒲末一分　杏仁半两湯浸去皮尖双仁研如泥

右相和研令匀入、每用少許、綿裹内於耳中、日一易之、

聖惠、又方、

右取葱白、於塘灰中煨令熟、以葱白頭内耳中、日三易之、

聖惠、又方、

萞麻子柘枚去皮　棗肉七枚

右件藥同擣如膏、每取棗核大、綿裹少許、塞耳中、日一易之、

聖惠又方

右擣芥子令爛，以人乳和，綿裹少許，塞耳中，日一易之。

張渙通鳴散方，治耳聾病。

菖蒲一寸玖節者 遠志去心，各一兩 柴胡去苗

麥門冬去心 防風各半兩 細辛

甜葶藶各一分

已上擣羅，並為細末，次入

磁石一分，擣碎，水淘去赤汁，研

杏仁二七粒，湯浸，去皮尖，研

右件都研勻每服半錢煎葱白湯調下日二服量兒大小加減乳食後

長沙醫者鄭愈傳治沉耳麝香散方

麝香少許　白礬一錢火煅　五倍子二錢

右件為末紙撚子點入耳中少許

耳鳴第十二

巢氏病源小兒耳鳴候手太陽之經脈入於耳內小兒頭腦有風者風入乘其脈與氣相擊故令耳鳴則邪氣與正氣相擊久即邪氣停滯皆成聾也

嬰孺、治小兒耳目鳴、日夜不止、菖烏散方、

菖蒲　烏頭炒各四分

右為末、綿裹內耳中、日再、

耳中痛第十三

巢氏病源小兒耳中風掣痛候、小兒耳鳴、及風掣痛、皆起於頭腦有風、其風入經脉、與氣相動而作、故令掣痛、其風染而漸至與正氣相繫、輕者動作幾微、故但鳴也、其風暴至、正氣又盛相繫、則甚動作病急、故掣痛也、若不止則風不散、津液壅聚熱氣

加之則生黃汁甚者即有薄膿也、

千金翼治耳疼痛方、

附子炮去皮　菖蒲

右二味等分、裹塞之、

耳瘡第十四

巢氏病源小兒耳瘡候、瘡生於小兒兩耳、時差時發、亦有膿汁、此是風濕搏於血氣所生、世亦呼之為月蝕瘡也、

千金治小兒耳瘡方、

右燒馬骨灰傅之、

聖惠又方

右燒雞屎白，簡筒中吹之。外臺集驗方以雞屎白傅之。

聖惠治小兒耳瘡及頭瘡、口邊肥瘡、蝸瘡，並宜用白礬散方

白礬 燒灰　蛇床子 各一兩

右件藥同研細為散，乾摻於瘡上，立效。

聖惠治小兒耳內生瘡汁出方

白礬 灰一錢　麝香 一字

右件藥同研令細，少少摻於耳中。

聖惠治小兒因築榼損耳、耳內有瘡、汁出不止方、

右取胡桃擣肉取油、用滴耳內即止、

聖惠、又方、

右取肉机上垢傅之、良、

譚氏殊聖治小兒耳上生瘡方、

右栢子葉不以多少、瓦上焙乾、碾成細末、用輕粉麝香、不拘多少、同和勻、如瘡乾時用生油調塗、如瘡濕時乾摻、

張渙香礬散方、治耳瘡、

白礬一兩燒灰　蛇床子一分

已上擣羅為細末、次用

麝香一錢研令細研

右件再一處拌匀、用一字摻瘡上、

月蝕瘡第十五

巢氏病源小兒月蝕瘡候、小兒耳鼻口間生瘡、世謂之月蝕瘡、隨月生死、因以為名也、世云小兒見月初生、以手指々之、則令耳下生瘡、故呼為月蝕瘡也、

千金論曰、凡日月蝕時、忌食飲、腹中生蟨

蟲。及房室生子不具足。又患月蝕(瘡)。亦不得與兒乳。日月生後。乃不忌。令人口臭齒斷宣露。常有血出。舌上生瘡者。皆由犯此所致耳。日月蝕時須救。不救出行逢暴雨。其救月杖須收取治䘌之神藥。預備患此者施之救療。

聖惠論月蝕瘡。夫月蝕瘡者。生於兩耳及鼻面間。并下部諸孔竅側。侵蝕乃至筋骨。月初則瘡盛。月末則瘡衰。以隨月生。因名之為月蝕瘡也。又小兒耳下生瘡。亦名月

蝕瘡世云小兒見月以手指指之則令病此瘡也其生諸孔竅中則有蟲矣久不差則變成瘻也

葛氏肘後小兒初得月蝕瘡多在兩耳及七孔邊隨月生死俗言小兒指月所為方

右燒蚯蚓屎令赤膏和傅之千金和以豬膏

葛氏肘後又方

右以五月蝦蟆屑膏和塗之外臺和以豬脂

千金治小兒月蝕瘡隨月生死方

右以胡粉和酥傅之，五日差。

千金治月蝕九竅皆有瘡者方

右水和粉傅之。

千金治月蝕惡瘡息肉方

硫黃　䕡茹

斑猫各等分。聖惠硫黃䕡茹各半兩，斑猫一分，仍以糯米炒斑猫微黃，去翅足。

右三味治下篩，傅瘡上，乾者以豬脂和傅之，日三夜一。

千金又方、

吴茱萸根　薔薇根　地榆根各三两

右三味治下篩、以鹽湯洗瘡傅之、日三、聖惠方每用半两投湯中候温洗之

外臺集驗療小兒頭瘡月蝕、口邊肥瘡蝸瘡悉差、黄連胡粉膏散方、

黄連二两　胡粉　水銀研入各一两

右三味擣為散相和、水銀研令相得、以傅瘡上、縱黄汁引成瘡、亦以粉之、即差、

一方有白礬一两燒、蛇床子一两末入

用亦甚妙、至耳邊到項上並用、

子母秘録治小兒耳後月蝕瘡方、

右末黄連傅之、

聖惠治小兒月蝕瘡、生在兩耳上、出膿水不止、宜傅水銀膏方、

水銀　黄連去須擣為末各二兩

松脂　胡粉熬少水与水銀同研令星盡各一兩

右件藥、入乳鉢内研令匀、以粉瘡上、瘡若乾、用鍊成豬脂和如膏、每用先以鹽湯洗瘡令淨拭乾、然後塗之、

聖惠治小兒月蝕瘡立効方

敗鼓皮一兩燒灰　蝦蟆一枚燒灰

右件藥細研為散以煉成豬脂和如膏塗之即差

聖惠治小兒月蝕瘡不差方

乾蟾一枚五月五日者燒灰　硫黃一兩細研

白礬二兩燒令汁盡一本用一兩

右件藥同細研為散用傅瘡上

聖惠治小兒月蝕瘡方

母豬蹄甲　青蜓各一枚　救月杖三分

右件蘘燒灰，細研為散，以蜜水和塗之。

聖惠又方。

右用虎頭骨二两，擣，細羅為散，以豬脂一升，煎令黄色，膏成傾於不津器中，候冷即塗之。

聖惠又方。

右以水麥蘗擣羅為末，傅之。

聖惠方，治月蝕瘡，膩粉散方。

膩粉　黄連（去須，為末）　胡粉（炒令微黄）

松脂（各一两）

右件藥、都研細、先以溫鹽漿水洗瘡令淨拭乾、以散傅之、如瘡乾用生油調塗、以差也、

聖惠又方、

自死青蛙　母豬蹄殼各一枚燒灰

救月杖燒灰

右件藥、都研勻細、每用少許、以蜜調塗之、

聖惠治小兒卒得月蝕瘡方、

右於月望夜、取兔糞、內蝦蟆腹中、合燒

為灰細研傅之

聖惠又方

右用羅摩草擣取汁塗之

聖惠又方

右以救月蝕鼓皮手許大醋漬一宿取汁塗之萬全方燒為度（灰）細研以面脂和傅之

張渙薔薇散方治月蝕瘡病

薔薇根一兩細剉焙乾　地榆根細剉焙

虎頭骨各半兩

右件擣羅為細末，每服一字，先以溫鹽湯洗淨拭乾傅之

聤耳第十六

巢氏病源小兒聤耳候，耳宗脉之所聚，腎氣之所通，小兒腎藏盛而有熱者，熱氣上衝於耳，津液壅結，即生膿汁，亦有因沐浴水入耳內而不傾瀝令盡，水濕停積，搏於血氣，蘊結成熱，亦令膿汁出，皆為之聤耳，久不差，即變成聾也，

惠濟小兒聤耳候歌

小兒聤耳膧兼疼，兩耳常聞響有聲，

脉息太陰傳在耳，風聤腦後出膿腥，

或因洗浴水從入，又被君家肾毒蒸，智

者若能醫此患，除膿便得兩邊輕。

顱顖經治孩子聤耳方。

白礬半两燒過　龍骨　鉛丹燒各一分

射香少許

右為末，以綿裹竹枝子淨揉膿水，以一

小豆大藥傳之，別以綿裹塞填之，勿令

見風。

千金治小兒聤耳方

右末石硫黄以粉耳中日一夜一

千金治小兒聤耳出膿汁方

礬石　烏賊魚骨　黄連

赤石脂

右四味等分末之以綿裹如棗核内耳中日二（千金翼用龍骨無赤石脂）

千金治聤耳耳中痛膿血出方

右取釜月下灰薄耳中日三易之每換以篦子去之再着取差止

千金聤耳方、
右用桃仁熟擣、以故緋絹裹内耳中、日
三易、以差為度、
孫真人方、小兒患聵耳出膿水、成瘡污方、
右以蚯蚓糞碾末傳之、兼吹耳中、立効、
外臺、右今錄驗小兒聤耳方、
右青羊屎曝乾、以綿裹塞中、便差、
聖惠、治小兒聤耳久不差、黃連散方、
黃連去須　白斂　赤石脂
龍骨　烏賊魚骨已上各半兩

右件藥擣細羅為散以綿裹如棗核大塞耳中濕即更易之

聖惠又方

桂心　青羊糞（炒令轉色）（各一分）

右件藥同細研為散取一字以綿裹塞耳中差

聖惠治小兒聤耳常出膿水久不止花燕脂丸方

花燕脂　白龍骨　白礬（灰）

白石脂（已上各半兩）

右件藥都研如粉，用棗瓤和丸，如棗核大，以綿裹一丸，内耳中，日三換之。

聖惠又方

黄連 去須 龍骨 各三分 烏賊魚骨 半兩

右件藥擣，細羅為散，每服少許，以綿裹内於耳中，日三四度易之。

聖惠治小兒聤耳有膿血疼痛不止，白礬灰散方

白礬 灰 黄蘗 剉 烏賊魚骨 龍骨 已上各半兩

右件藥擣細羅爲散，以綿纏柳枝，展去膿血盡，乾摻藥末，於耳內，日二三用之。

聖惠治小兒聤耳出膿水，黄礬散方。

黄礬半兩　烏賊魚骨　黄連去須，各一分

右件藥擣，羅爲末，綿裹如棗核大，塞耳中，日三易之。

聖惠又方。

金箔七片　花燕脂　白礬灰，各半兩

右件藥同研爲末，每日三四度，摻少許於耳中。

聖惠、小兒通耳方、

右用生姜汁滴耳中、神驗、

聖惠治小兒聹耳蜜陀僧散方

蜜陀僧　夜明砂微炒　白礬灰各一分

右件藥、都研令細、用少許乾貼、日三上、用之、

聖惠又方、

右以桑上毒蜂房炙黃、擣羅為散空腹以溫酒調下半錢大人服二錢、

聖惠又方、

右以陳橘皮燒為灰細研取少許綿裹
塞耳中

聖惠又方

右取蟲食荆子中白粉以麻油調滴於
耳中日再易之

聖惠又方

右研韭汁點之日二三度用之

聖惠又方

右取鯗（鯗）魚枕燒為灰細研如粉每用一
字內在耳中日二上用之

聖惠又方

右取狼牙草擣羅為末以輕疎生綃裹塞耳中

聖惠又方

右以杏仁爛研為膏以乱髮裹塞耳中日三易之

荆先生治小兒聤耳方

蛀竹屑一錢　白礬煆焙半錢　坯子

射香各少許

右為末先將綿拭淨耳內膿後將藥以

鷰毛管吹藥入耳内二日三次、五次用

之即愈、

嬰孺治小兒聤耳方、

右以生地黄汁、綿纏杖頭、染汁摩耳中、

之差、

嬰孺又方、

右以胡粉粉耳中良、亦可燒傅之、

嬰孺又方、

右用雀血瀝耳中、差、

嬰孺治小兒耳聾聤耳膿血出、甘草膏方、

甘草　黄芩　黄連
芎藭　白芷　藁本
當歸各三兩　附子一兩
右取猪脂四斤、煎為膏、内藥煎三沸、至
白芷黄、去滓、用棗大塗耳、傳雞骨粉、
漢東王先生家寶、治小兒聤耳、麝香散方、
蜘蛛一箇　坯子半錢　真射香半字
右同研曬乾為末、每用一鑷頭許、以鵞
毛管吹入耳中、即乾、
錢乙附方、治小兒⿸疒辰耳、

白礬火飛　坯子燕脂染燕脂也、各一錢、
射香一字
右同研勻、每用少許、先用綿裹杖子、展
淨摻之、
張渙紅藍散方、治聤耳病不差、
紅藍花洗焙乾　黃蘗剉各一兩　烏魚骨
黃芩各半兩
已上擣羅為細末、次用
雄黃水磨細研半兩　射香一分研細
右件都研勻細、以綿纏揾藥塞耳中、日

再換、

惠眼觀證射肝散、治聤耳方、

射香少許研　豬肝一小片燒存性三指大

白礬飛過半錢

右三味、同研令細、先用綿拭乾、後摻之

惠眼觀證鵬砂散、治風熱上攻耳聾、或因聤耳乾後塞卻、即可用之、

鵬砂　硇砂　馬牙硝

白礬

右等分、銚子內炒過細研、入輕粉重研

匀、臨卧以鵞翎管子吹一字以上入耳、如此三交、當以烏犀膏服之、方未見

莊氏家傳治膿耳方、

右用大蛤蛹、以草火燒為灰、研細、先滴生油一點在耳内、乾摻少許、

莊氏家傳又方、

竹蚛糞半錢　定粉一字　射香少許

右為細末、摻耳内使乾、

莊氏家傳治膿耳方、

青州棗二箇炭火慢炒令焦、　白礬棗許大火飛

輕粉二錢
右為細末，每用少許，用綿纏乾，摻耳內，
却以綿塞之。
吉氏家傳，坯子散，治小兒聤耳方。
坯子　龍首各末半錢匕
麝香少許
右為細末，每用少許，鵝毛管吹入耳。
耳中有息肉第十七
外臺，治小兒聤耳有瘡及惡肉耳中，雄黃
散方。

白麻楷 取油一合 花燕脂 拾顆

右二味擣篩細研，傅耳令滿，一兩度差止。方中無麻楷，未祥其合。

嬰孺治耳有惡瘡，及小兒惡肉生耳中方。

雄黃 六分 曾青 二分 黃芩 一分

右為末，綿裹塞耳中，汁出良。

底耳第十八

千金翼治底耳方。

礬石 石鹽 末之

右二味，先以紙繩紝之，展却汁令乾，以

鹽末粉耳中令遍次下礬石末粉上須
臾卧勿起日再

莊氏家傳治底耳膿耳方
寒水石（火煅） 射香
右為細末摻耳中

百蟲入耳第十九

千金蚰蜒入耳方
右炒胡麻擣之以葛袋盛傾耳枕之即
出

千金又方

右以牛酪灌之滿耳即出出當半消若入腹中空腹食好酪一二升即化爲黄水而出不盡更服數用神效千金翼作牛乳仍以和麪燒餅乘熱坐上須臾出

千金治百蟲入耳方

右末蜀椒一撮以半升酢調灌耳中行二十步即出

千金又方

右取桃葉火熨卷之以塞耳立出

千金又方

右以車釭脂傅耳孔蟲自出附後以療聤耳膿血

千金又方

右以葱涕灌耳中蟲即出亦治耳聾

千金治蜈蚣入耳方

右炙豬肉令香掩耳即出聖惠亦以此治蟻子入耳

千金翼治百蟲入耳方

右擣韮汁灌之耳中立出

千金翼又方

右以木葉裹鹽炙令熱以掩耳冷即易

之出、聖惠方同、他以桑葉裹、

千金翼、又方、

右以姜汁滴耳中、

千金翼治蚰蜒入耳方、

右以油灌之、

千金翼、又方、

右灌驢乳於耳中、即變成水、入腹飲之

即差、

千金翼、又方、

右以桃葉汁灌之

千金翼、又方、

右打銅椀於耳邉、曰華子獻銅鑑、聖惠擊銅器、其意皆一耳、

勝金方、治小蟲蟻入耳、挑不出者、

右以燈心浸油、釣出蟲、

聖惠、治小兒百蟲入耳方、

右用好米醋灌少許、起行即出、

聖惠、又方、

右閉氣以蘆管使人吹耳中、即出、

聖惠又方、

右擣藍青汁以灌之、良、

聖惠、又方、

右以銅錢二七文、以豬膏四兩煎之、良久將用、灌耳即出、

聖惠、又方、

右以兩刀於耳前、相敲作聲、蟲即出、

聖惠治蚰蜒入耳方、

右以水銀一大豆許、瀉入耳中、款臥、空耳向下、擊銅器、叩齒十下即出、蚰蜒呼為土蛄、似蜈蚣、黃色細長者是也

張渙追毒膏方、治百蟲入耳不出、

白礬　雄黄 各半兩 細研

右件用生油調和成膏、每用一皂皂塞耳、蟲出即止、

聚寶方、治飛蟲入耳、

右以金釵石斛去心、如筒子、紙一邉、耳竅中四畔、以蠟閉塞、以火燒石斛、盡則更添、此蟲從耳内生子、熏右耳即左耳内自出也、熏左亦然、

聚寶方、備急散、治蚰蜒入耳内蟲入耳、

芫青　斑猫 各二十一箇　金精石

銀精石各一錢研　柳絮礬二錢　川狼毒一錢
青黛半分研者
右七味細研，每用一字，水一合，調，入耳
蟲出。

齆鼻第二十

巢氏病源小兒齆鼻候：肺主氣而通於鼻，
而氣為陽，諸陽之氣，上榮頭面，若氣虛受
風冷，風冷客於頭腦，即其氣不和，冷氣停
滯，搏於津液，膿涕結聚，即鼻不聞香臭，謂
之齆鼻。

嬰童寶鑑小兒風傷顖即鼻塞并齆

嬰童寶鑑小兒肺熱加客風着鼻齆

千金翼治鼻齆方

通草　細辛　附子炮去皮各一分

右三味下篩蜜和綿裹内鼻中良

聖惠治小兒鼻齆不聞香臭龍腦散方

龍腦半錢細研　瓜蔕十四枚　赤小豆三十粒

黄連三大茎去須

右件藥擣細羅為散入龍腦研令匀每夜臨卧時以菉豆大吹入鼻中每用有

少許清水出爲效、

聖惠、又方、

木通剉　細辛　附子去皮臍生用

甘草生用各一分

右件藥擣、羅爲末、煉蜜和、丸如梧桐子大、綿裹一丸、内鼻中、日再用之、

張渙清肺膏方、治齆鼻病、

瓜蔕半兩　附子一箇炮去皮臍　赤小豆

細辛　甘草各一分已上擣羅爲細末

右件入龍腦一錢研勻、煉蜜和、丸皂皂

大綿裹内鼻中，隨鼻之大小。

鼻塞第二十一

巢氏病源小兒鼻塞候：肺氣通於鼻，氣爲陽，諸陽之氣上榮頭面，其氣不和，受風冷，風冷邪氣入於腦，停滯鼻間，即氣不宣和，結聚不通，故鼻塞也。

千金治小兒鼻塞不通，涕出方：

杏仁湯浸去皮尖，半兩　蜀椒

附子炮去皮臍　細辛各六銖

右四味，㕮咀，以醋五合，漬藥一宿，明旦

以豬脂五合煎，令附子色黃，膏成去滓，待冷，以塗絮，導鼻孔中，日再，兼摩頂。千金翼（附子細辛各一分半。嬰孺以胡椒代蜀椒。）

千金翼治鼻不利香膏方。

當歸　薰草（一方用木香）　通草

細辛　蕤仁（各三分）　芎藭

白芷（各半兩）　羊髓（四兩）

右八味，切，合煎，微火上，三上三下，以白芷色黃，膏成，去滓，取如小豆大，內鼻中，日三。大熱鼻中赤爛者，以黃芩梔子代

當歸、細辛、

千金翼、治鼻中窒塞、香膏方、

白芷　芎藭各半兩　通草一分

當歸　細辛　辛夷仁五分

薰草各三分、千金作蕃草、

右七味切、以苦酒漬一宿、以不中水豬肪一升煎、三上三下、以白芷色黃膏成、去滓、綿展取棗核大、內鼻中、日三、一方、赤桂心十八銖、

外臺肘後療老小鼻塞、常有清涕出方、

杏仁　附子（各二分）　細辛（一分）

右三味切、以苦酒拌、用豬脂五兩煎成膏、去滓、以點鼻中即通、又以摩顖上佳、

外臺、古今錄驗療小兒鼻塞不通、細辛膏方、

細辛　通草（各一分）　辛夷仁（一分半）

杏仁（二分去皮）

右四味切、以羊髓三合、豬脂、三合、緩火煎之、膏成絞去滓、取米粒許大、以內鼻孔中、頻易佳、

外臺、劉氏療小兒鼻塞不通、吮乳不得方、
醍醐三合　青木香　零陵香各四分
右三味切和、煎成膏、取少許、以膏和、撚爲丸、或以膏塗兒頭上、及塞鼻中、以通佳、

聖惠治小兒鼻塞腦悶、吮妳不得、摩頂膏方、
羊髓　野豬脂各三兩、細辛
白芷　木通　當歸剉微炒各三分
右件藥剉碎、先下脂髓於鐺中、入諸藥

以慢火煎，候白芷色焦黃，藥成，以綿濾去滓，於瓷合內盛令凝，每用少許，塗頂門上摩之，兼以少許入鼻內，立効。嬰孺只川豬脂。

聖惠治小兒顖氣虛腫，鼻塞不通，白芷膏方。

白芷　細辛　木通

當歸已上各半兩

右件藥細剉，以羊髓四兩，與藥同入銚子內，慢火上熬，候白芷赤黃色，膏成，絞

去滓、貯於瓷器內、日三四度傅兒顖上、

及內鼻中、

聖惠治小兒鼻塞不通、嗍乳不得、木香膏

方、

木香　零陵香各半兩　細辛三分

右件藥擣羅為末、用醍醐三合、與藥相

和、入銚子內、慢火煎令極香、絞去滓、取

瓷合中、日三四度、取少許塗頭上、及鼻

中、

聖惠治小兒頭熱鼻塞不通方、

右取濕地龍糞搗作餅子貼顖門上每日三二易之

聖惠又方

羊髓三兩 薰草一兩剉

右件藥於銚中慢火上熬成膏去滓入瓷器內貯之日三四上以膏摩背

聖惠治小兒浴風拍着顖門致鼻塞不通宜以此方塗之

麻油二合 細辛一兩末

右件藥以油煎令微黑色入蠟半兩消

後令凝、每日三度薄々塗於顖上、

嬰孺治小兒鼻齆及塞不通方、

杏仁 韮 葶藶子各四分

右杵和彈丸大、用摩足蹠、乾即易、盡三圓右齆摩左蹠、左齆摩右蹠、

嬰孺治小兒鼻塞不通方、

細辛 丹參 防風

桂心 芎各一兩 當歸半兩

椒 乾薑各半分

右以羊髓五兩、煎前件藥、三上三下、去

滓取一豆内鼻中、

嬰孺治小兒鼻塞不通、丹參膏方、

丹參　細辛　芎

當歸　桂心　防風各一兩

胡椒　乾姜　白芷各二分

右取豬脂羊髓各五兩、去膜煎藥、三上三下、白芷黃、去滓、内一豆鼻中、日夜五上愈、

嬰孺治少小鼻塞不通方

羊髓一兩　薰陸香三兩

右煎香黄，止摩背上，日三，鼻通止。

嬰孺治小兒鼻塞不得飲乳方

通草一分 杏仁 白前各半分

橘皮一片

右麻油煎三上三下，成，瓜甲瀝鼻中。

張渙辛夷膏方，治鼻塞病。

辛夷葉一兩，洗，焙乾 細辛

木通 香白芷 木香各半兩

已上擣羅為細末，次用

杏仁一分，湯浸，去皮尖，研，

右件用羊髓猪脂各二两，同諸藥相和，於石器中，慢火熬成膏，赤黄色，放冷入腦麝各一錢，拌勻，每用少許，塗鼻中，若乳下嬰兒，妳母吹着兒顖鼻塞者，顖上塗。

張銳雞峯方，治顖開不合，鼻塞不通方。

右以天南星大者一枚，微炮為末，以淡醋調，塗緋帛上，以貼顖上，炙熱手頻熨之。

莊氏家傳治小兒鼻塞方。

右以槐葉為末用、乳母唾調學、塗顖上、

吉氏家傳治生三五日、鼻塞氣急飲、乳之

時啼、叫不止、蔥涎膏方

蔥葉　　豬牙皂角 為末去皮 各七條

右爛研、同皂角末成膏貼、在顖門上差、

鼻流清涕第二十二

聖惠夫、肺氣通於鼻若、其藏為風冷所傷、

冷隨氣乘於鼻、故使液涕不收也、夫津液

涕唾、得熱則乾燥、得冷則流溢也、

聖惠治小兒肺藏傷冷、鼻流清涕、前胡散

方、

前胡（去芦頭） 陳橘皮（湯浸去白瓤焙各半两）

白茯苓 桂心 白术

人参（去芦頭） 甘草（炙微赤剉） 細辛（各一分）

右件藥、擣羅為散、每服一錢、以水一小盞、煎至五分、去滓温服、日三四服、隨兒大小、以意加減、、

聖惠治小兒腦户傷於風冷、鼻内多涕、精神昏悶、菊花散方、

甘菊花 白术 細辛

白茯苓　甘草（炙微赤剉）　防風

人參（並去芦頭各一分）

右件藥擣麤羅為散，每服一錢，以水一小盞，入生姜少許，煎至五分，去滓，不計時候，量兒大小，以意分減溫服。

聖惠治小兒肺寒，鼻多清涕，精神不爽，少欲乳食，人參散方。

人參　前胡（各去芦頭）　細辛

杏仁（湯浸去皮尖双仁麩炒微黃）　桂心

甘草（炙微赤剉已上各一分）

右件藥擣麤羅為散，每服一錢，以水一小盞，入生姜少許，棗一枚，煎至五分，去滓，不計時候，量兒大小，加減溫服。

張渙菊花散方，治鼻塞多涕等病。

甘菊　防風　前胡各一兩

細辛　桂心各半兩　甘草一分

右件擣羅為細末，每服半錢，研入乳香少許，煎荊芥湯調下，乳後。

萬全方，治小兒腦戶傷於風冷，鼻內多涕，精神昏悶，芎藭散。

芎藭半两　甘菊花　白术

防風　人参　細辛

白茯苓　甘草炙各一分

右件擣羅為散，每服一錢，以水一盞，生姜少許，煎至五分，去滓温服。

聖惠灸法：小兒多涕者，是腦門被冷風拍着及肺寒也。灸顖會一穴三壯，炷如小麥大，在上星上一寸直鼻。

鼻乾無涕第二十三

聖惠：夫小兒肺藏壅滯，有積熱，上攻於腦，則令腦熱也。又肺氣通於鼻，主於涕。若其藏有熱，則津液乾燥，故令無涕也。

聖惠治小兒腦熱无涕，口乾心燥，眠卧不安，宜服木通散方。

木通（剉） 麥門冬（去心，焙） 川升麻（各半兩）

知母 犀角（屑） 甘草（炙微赤，剉）

杏仁（湯浸，去皮尖、双仁，麸炒微黄，各一分） 梔子仁（三枚）

右件藥擣，麄羅為散。每服一錢，以水一小盞，煎至五分，去滓，不計時候，量兒大小以意加减温服。

聖惠治小兒心肺壅熱腦乾無涕時有煩躁牛黃散方

牛黃細研　甘草炙微赤剉各一分

麥門冬一兩去心焙　黃連去須

赤茯苓　犀角屑　鉛霜

朱砂　龍腦各細研　川升麻

馬牙硝　子芩各半兩

右件藥擣細羅為散入研了藥都研令匀不計時候用温蜜水調下半錢量兒大小以意加減

聖惠治小兒肺壅腦熱鼻乾無涕大腸秘澀眠卧心躁天門冬散方

天門冬去心焙　川大黃剉微炒各半兩

桑根白皮剉　川升麻　枳殼麩炒微黃去瓤

甘草炙微赤剉各一分

右件藥擣麄羅為散每服一錢以水一小盞煎至五分去滓不計時候量兒大小分減溫服

聖惠治小兒肺心壅熱鼻乾無涕咽喉不利少欲乳食射干散方

射干　川升麻　麥門冬去心焙
柴胡去苗各半兩　黃連去須　犀角屑
子芩　甘草炙微赤剉各一分

右件藥搗麤羅為散，每服一錢，以水一小盞，煎至五分，去滓，量兒大小，不計時候加減溫。

聖惠治小兒肺氣壅，腦熱鼻乾，心神煩躁，大小腸不利，犀角散方。

犀角屑　麥門冬去心焙　川大黃剉微炒
黃耆剉各半兩　赤芍藥　木通剉

枳殻（麩炒微黄去瓤） 甘草（炙微赤剉各一分）

右件藥擣麄羅為散，每服一錢，以水一小盞，煎至五分，去滓，量兒大小，不計時候加減温服。

聖惠治小兒腦熱鼻乾，宜用貼頂散方。

花消 黄蘗（剉各一分） 地膽草

地龍糞（各半兩）

右件藥擣細羅為散，以猪膽汁和，捏作餅子兩枚，更互貼於顖門上。

聖惠治小兒腦熱，无涕，吹鼻散方。

蟾酥一小豆大　消石　蚺蛇膽各一分

右細研如粉、每取少許、吹入鼻中、尤良

嬰孺治小兒鼻乾身熱方、

右取韭根杵汁澄之、滴黑豆大內鼻中、立止、不可多用、

張渙升麻犀角散方、治腦熱肺壅鼻乾病、

犀角末一兩　川升麻　馬牙硝

黄連各半兩

已上擣羅為細末、次用

朱砂細研水飛半兩　牛黄　龍腦各一分細研

右件擣羅為細末，每服半錢，溫蜜湯調下，乳食後。

萬全方治小兒心肺壅熱，腦乾，魚涎時有煩躁，麥門冬丸。

麥門冬（去心焙，一兩）　龍腦（細研，半分）

甘草（炙，一分）　犀角屑　粉霜

朱砂　馬牙硝（各研）　生乾地黃

子芩　黃連　赤茯苓（各半兩）

牛黃（研入，一分）

右件藥擣羅為末，入研了藥，都研令勻。

每服半錢，以温蜜水調下。

鼻有息肉第二十四

千金翼論曰，凡人往往有鼻中肉塞，眠食皆不快利，得鼻中出息，而俗方亦衆，而用之皆無成效，惟見本草云，雄黄主鼻中息肉，此言不虚，但時人不知用雄黄之法，醫者生用，故致困斃，曾有一人患鼻不得喘息，余以成錬雄黄，日内一大棗許大，過十日肉塞自出，當時即得喘息，更不重發，其錬雄黄法，在千金翼仙丹方中具有之，宜

尋求也、期有神驗、

千金、治小兒鼻塞生息肉方、

通草　細辛各一兩

右二味擣末、取藥如豆、着綿纏頭、内鼻中日二、

千金翼、治鼻中息肉、通草散方、

通草半兩　礬石一兩燒　真珠一銖

右三味下篩、展綿如棗核、取藥如小豆内綿頭入鼻中、日三度、一方、有桂心細辛各一兩、

千金翼、治齆鼻、鼻中息肉不得息方、

礬石（燒） 藜蘆 附子（炮，各半兩）

瓜蔕（二七枚）

右四味，各擣下篩，合和，以小竹管取藥如小豆大，內鼻孔中，吹之，以綿絮塞鼻中，日再，以愈為度。一方，加葶藶半兩。

千金翼治鼻中息肉塞鼻，不得喘息方。

右取辛以口濕之，屈頭內鼻中，傍內四畔，多着，日日十易之，滿二十日外，以

葶藶（一兩） 松蘿（半兩）

右二味，擣篩，以綿裹，薄如棗核大，內鼻

中日五六易之、滿二十日外、以吳白礬上上者二兩、毛坯裹相合、令密、置窰中燒之、待毛熟、取擣篩、以面脂和、如棗核大、內鼻中、日五六易、盡更和、不得頓和、二十日外乃差、慎行作勞及熱食并蒜麵百日、

千金翼治齆鼻有息肉、不聞香臭方、

瓜蒂　細辛各半兩

右二味為散、絮裹豆大、塞鼻中、須臾即通、

千金翼羊肝散主鼻中息肉衆起方

羊肝一具乾之　白朮四兩炮　蓯蓉

通草　乾薑炮　芎藭各二兩

右六味爲散食後以粥汁服五分匕日

二服加至方寸匕

幼幼新書卷第三十三

幼幼新書

三十四

幼幼新書卷第三十四 口唇喉齒凡二十四門

緊唇第十

唇青第十一

咽喉腫痛第十二 喉中有瘡附

尸咽第十三

咽中噎第十四

喉痺第十五

馬痺第十六

纏喉風第十七

齒痛第十八

齒齦宣露第十九

齒根腫痛第二十

齲齒第二十一

齘齒第二十二 裂齒附

齒落久不生第二十三

頰車蹉閃第二十四 牙車急附

口瘡第一

巢氏病源口瘡候、小兒口瘡、由血氣盛、兼將養過溫、心有客熱、熏上焦、故口生瘡瘡也、

千金翼曰、凡口瘡忌食鹹膩及熱麪乾棗

等宜純食甜粥勿食鹽菜三日即差又口中面上生息肉轉大以刀決潰去膿愈

嬰童寶鑑小兒口瘡是心藏積熱上發於口故也

葛氏肘後小兒口瘡方

右燒葵傅之良

葛氏肘後支太醫小兒口瘡方

右桑白汁生地黄汁赤蜜各半合相和緩緩細傅兒口取差

葛氏肘後口瘡不得飲乳方

右飲羊乳佳、食療取羖羊生乳含、

千金治小兒口瘡、不得吮乳方、

大青十八銖　黃連十二銖、千金翼用二兩、

右二味㕮咀、以水三升、煮取一升二合、一服一合、日再夜一、

千金又方、

臘月豬脂　蜜二升　甘草炙如指大三寸

右三味合煎相得、含如棗大、稍稍嚥之、日三、

千金又方、

右用礬石如雞子大、置醋中、塗兒足下二七遍愈、

千金治小兒心熱、口為生瘡、重舌鵝口方

右用柘根剉五升、無根弓材亦佳、以水五升煎取二升、去滓、更煎取五合、細細傅之、數數為之良、

千金治口瘡白漫漫方、

右取桑汁、先以父髮拭口、以桑汁塗之

千金翼治口中瘡、咽喉塞不利、口燥、膏方

豬膏　白蜜各一斤　黃連一兩切

右三味，合煎，去滓，令相得，含如半棗，日四五，夜二。

千金翼治積年口瘡不差，薔薇湯方

右用薔薇根一升，以水七升，煮取三升，去滓含之，久久極即吐之，定，更含少少入咽亦佳，夜未睡已前亦含之，三日不差，更令含之，差為度，驗秘不傳也。

千金翼治口中瘡，身體有熱氣痱瘰，薔薇圓方。

薔薇根　黄芩　鼠李根

當歸　葛根　白斂
石龍芮　黄蘗　黄耆
芎藭　續斷　黄連各乙兩
菝葜根二兩
右一十三味，末之，鍊蜜和，圓如梧子大，
十圓，日三服。千金無黄連
外臺救急療小兒口瘡方
右以蛇蜕皮水漬令濕軟，拭口內瘡一
兩遍，即差。
外臺劉氏療小兒口瘡方

黃蘗皮乙兩切　烏豆乙升

右二味、以水二升、煮取兩合、去滓、重煎如餳、入少許龍腦、研和傅之、甚良、

宮氣方、主小兒口瘡通白、及風疳瘡蝕透者、

右以白殭蠶、炒令黃色、拭去蠶上黃肉毛、為末、用蜜和傅之、立效、

宮氣方、治小兒口瘡、及風疳瘡等、

右用晚蠶蛾、細研、貼瘡上、妙、

宮氣方、治小兒口瘡、

右用角蒿灰貼瘡上

圖經主小兒口中熱瘡方

右用故錦燒作灰研為末傅口瘡上

聖惠治小兒口瘡多睡吐乳龍膽圓方

龍膽去蘆頭　川大黄剉碎微炒　茵蔯各乙分

人參去蘆頭　梔子仁　川朴消

郁李仁湯浸去皮微炒各半兩

右件藥擣羅為末煉蜜和圓如菉豆大一二歲兒以溫水研下三圓看兒稍大臨時加之

聖惠治小兒口瘡心熱煩悶黃連散方

黃連去須 大青 川升麻各三分

桑根白皮剉 甘草炙微赤剉各半兩

右件藥擣麤羅為散每服一錢以水一小盞煎至五分去滓放溫量兒大小分減服之若與妳母服即加梔子黃芩各半兩每服三錢以水一中盞煎至六分去滓每於食後溫服

聖惠治小兒口瘡爛痛不問赤白或生頤頷間或生齒齗上雄黃散方

雄黃　朱砂各細研　消石
蚺蛇膽　黃連去須　石鹽
苦參剉各乙分　雞屎礬半分　麝香乙錢細研
右件藥擣細羅爲散，都研令勻，日可三
五度塗之。
聖惠治小兒久患口瘡不差，宜用此方。
蝦蟆塗酥炙微黃　笋灰各半兩　白礬灰
黃蘗剉　黃連去須　晚蚕蛾微炒
川升麻各乙分　蝸牛三七枚去殼微炒
右件藥擣細羅爲散，每取少許，以白蜜

和如膏，塗於瘡上，日三用之。

聖惠治小兒口瘡多時氣臭生蟲子，升麻散方：

川升麻　黄芩　藁本

甘草生用　生乾地黄　五倍子各乙分

皂莢　訶梨勒皮

夏枯草已上三味燒灰各半两

右件藥擣，細羅為散，候兒睡時，即乾糝於瘡上，神效。

聖惠治小兒口瘡，鉛丹膏方：

鉛丹乙分　鉛霜半分　晚蠶蛾微炒

蛤粉各半錢　麝香乙錢

右件藥研令極細，用蜜二兩，熬成膏，每上取膏半錢，塗在口中。

聖惠又方：

麝香　梧桐律　晚蠶蛾微炒

黄蘗末各乙分　朱砂半分

右件藥都細研為散，每夜臨卧時於瘡上薄貼之，不過三夜差。

聖惠治小兒一切口瘡，止疼痛方：

沒石子（三分微火炙令虛脹）　甘草（乙分）

右件藥擣、細羅為散、每於瘡上薄摻蓋令遍、

聖惠治小兒口瘡腫痛方、

蟾酥　石膽（各半錢）　黃蘗（三錢末）

右件藥細研令勻、鍊蜜和、圓如皂莢子大、每夜以水化一圓、如餳相似、以篦子抹在口中、每夜一兩上、不過兩夜差、

聖惠又方、

麝香（半分細研）　蜜（半兩）　黃丹（乙分）

生地黃汁 乙合

右件藥，先以蜜地黃汁黃丹，同入銚子以慢火熬令紫色，次下麝香勻攪，候冷日三度，塗於瘡上。

聖惠又方：

銅綠 乙錢，細研　白芷 半兩，末

右件藥相和研勻，日三度摻貼於瘡上。

聖惠治小兒百日以上、二三歲以來，患口瘡，宜傅（傳）晚蠶蛾散方：

晚蠶蛾 乙分，微炒　麝香 半分

右件藥都細研為散每用少許摻於瘡上日再用之

聖惠治小兒口瘡赤爛石膽散方

石膽半錢　蚺蛇膽　龍腦各乙分

右件藥同細研為散每用少許塗於瘡上日三用之以差為度

聖惠又方

膩粉乙錢　黄蘗末半兩

右件藥和令勻薄薄摻塗上

博濟方治大人小兒口瘡紫金霜

黄蘗 如兩指大二片塗蜜慢火炙令紫色

呵子 乙枚燒過盞子蓋少時　麝香

膩粉 各少許

右件擣羅為末、每服二字許、摻於舌上

立差、

博濟方、治骨槽風、牙齒宣露、腫痒浮動疼

痛作時、或斷爛生瘡、兼治大人小兒口瘡、

地骨皮散、

地骨皮　麥蘗 各乙兩　豬牙皂角 半兩

青鹽 乙合

右件四味、同杵令匀、麁入鍋内炒過、再杵為末、每服看患大小用之、仍先以鹽漿嗽口了揩擦、

譚氏殊聖方、

小兒心藏不清凉、容壅傷神饒口瘡、鈎引重舌言妨當、涎流不斷似流漿、待教食乳搓頭怕、夜夜啼聲哭斷腸、五膽三黄除客熱、七香金箔甚為良、

保生圓

大黄 黄蘗為末別研 宣連各一分半

丁香乙錢　麝香乙字

金箔五片以水銀結砂子

右並細研，棗肉為圓，如皂子大，溫水化下一粒。

譚氏殊聖，治小兒口瘡方。

右用蜜陀僧，以文武火燒赤，地上以椀蓋出火毒，為細末，臨時乾摻之。

郑先生，治小兒口熱生瘡方。

黃蘗用蜜塗炙令紫色，秤半兩　青黛炒乙分

右共為末，一日五三次，摻口內，常喫凉

心藥、

嬰孺治小兒口瘡、如月蝕狀、赤黑似瘤、有竅如有蟲吮之有血、黃連含湯方、

黃連　礬石　細辛各二分

蒴藋乙分炙

右水以三升、煮二合、未食含滿口、冬可暖之、兒大解語、可用含之、但以綿搵拭瘡上、

嬰孺治小兒口瘡、湯方、

水銀乙分　黃連六分

右二味、以水二升半、煮五合、兒小不能

含、以綿揾拭口中、日十遍、

嬰孺、治小兒口瘡爛方、

羊乳汁　黄連

右以乳汁浸黄連、着口中、三上愈、

嬰孺、又方、

右剋桑枝取汁、塗兒口瘡上、日三、

嬰孺、又方、

右用赤葵莖、炙乾爲末、蜜和含之、

嬰孺、又方、

羊脂　　薏苡根各二兩

右煎熟去滓，雞翎塗瘡上。

嬰孺治小兒口瘡方

芍藥　　當歸　　黃連

右等分，乳汁浸，塗口中。

嬰孺治口瘡白者肺噤，赤者心噤方

右取雞屎白棗大一塊，綿裹，水一合，煮二沸，分再服。

漢東王先生家寶治小兒嬰孺鵝口重舌、及口瘡，青液散方。

青黛（乙錢）　腦子（少許）

右研為末，每用少許，傅舌上。

錢乙治小兒口瘡方

右用大天南星去皮，只取中心如龍眼大，為細末，醋調塗脚心。譚氏殊聖名必効散，仍用唾津調貼。

張渙桐律散方，治口瘡口吻瘡。

梧桐律　黄蘗（蜜炙）　蛤蚧（各乙分）

晚蠶蛾（乙錢，微炒）

已上擣羅為細末，次用

朱砂半兩細研水飛　麝香乙錢研　龍腦半錢研

右件都研勻，每用少許，摻貼患處。

嬰童寶鑑治小兒白口瘡方。

黃丹乙兩　龍腦乙字

右件用蜜調，傅口中。

惠眼觀證丹蜜膏，治嗽牙兒口瘡方。

右用黃丹一分，炒令紫黑色，蜜一分，同黃丹於飯上蒸兩次，以竹箆子攪勻，以手點少許入口。

惠眼觀證石膽散，治口瘡方。

石膽不拘多少　龍腦少許

右為末摻之

劉氏家傳治口瘡方

右雞內金細末摻之立效

劉氏家傳金粉散治小兒無故生口瘡不下乳食只於脚心塗貼

黃蘗　天南星

右等分末臘醋調塗兩足心欬嗽塗頂門

劉氏家傳治大人小兒透舌口瘡及瘑瘡

韓甲伏方、

右用柳木蛀蚛蟲、不以多少燒灰、煙盡為度如無柳木、雜木蟲亦得、為細末、入麝香少許瘡上無時乾貼。

劉氏家傳治小兒口瘡青黛散方、

青黛　甘草生用　黃連

香白芷　蜜陀僧醋燒別研、各等分、

右為末、每用摻口內、

張氏家傳治大人小兒口瘡方

柴胡　吳茱萸

右件各等分為細末，每用一錢，好醋調，
塗脚心，男左女右。

張氏家傳尖笑散，治口瘡，或脣裂破血出，
及小兒赤白口瘡作熱疼，立効方。

元胡索　白殭蠶各三錢　黄連乙錢
輕粉抄二錢　麝香抄乙字　鉛白霜
鵬砂　黄蘗各半錢

右件為細末，每用一捻，乾貼舌上，出涎
再貼，立効。

莊氏家傳治未滿月小兒口瘡方。

右以沒石子細研少許，置乳上，令兒吮之，乳入口即啼，取乳候少頃再用，不過三次愈。

莊氏家傳，治口瘡方。

鬱金　雄黃　甘草乙半炙　乙半生

右各一兩，爲末，同和，摻瘡上，有涎吐之，每用少半錢許，甚妙。又蛤粉水調，塗脚心。

王氏手集，治嬭下兒子口瘡方。

烏頭尖七箇　天南星乙箇

右二味為末、以地磨生薑汁調於男左
女右脚心內塗之、不過三兩次、立愈、

王氏手集、兩蜜散、治小兒口瘡方、
右用蜜陀僧、不以多少、末之、每用一字、
蜜調塗脣上、兒忝盡口瘡便安、

吉氏家傳、治口瘡方、
蜜陀僧　黃丹等分
右為末、煉蜜和藥、同熬成膏、鵝毛掃塗、
效、

善化陶罩傳治小兒口瘡、升麻散方、

升麻　黄連各半兩

右爲末，乾摻。

朱氏家傳，治小兒口瘡方。

赤芍藥　川大黄　宣連各等分

右件爲末，以獖猪膽調，塗顖門上，一日兩次換。

長沙醫者鄭愈傳，治小兒口瘡方。

青黛　黄連各二錢　甜消

白殭蠶各二錢　馬屁勃拳大

右件爲末，乾摻。先用茱萸湯洗脚心，又

醋麪糊調茱萸末、塗脚心、

長沙醫者鄭愈傳、治上焦熱、口生白瘡、膈中痱氣、鈆霜散方、

鈆白霜 粉霜各乙錢 馬牙硝

朱砂各二錢

右為末、每服使少許罨於口内、

嬰童寶鑑、灸法、小兒口瘡臭氣、灸手心一壯、

口臭第二

千金翼、治口臭方、

右濃莫細辛汁含之乃吐却三日當愈

千金翼又方

右井華水三升漱口吐厠中

千金翼又方

橘皮五分　木蘭皮乙两　桂心三分

大棗四十枚去核蒸之去皮

右四味末之以棗肉圓如梧子大服二十圓日二服稍稍至三十圓一方有芎十八銖

千金翼又方

桂心　甘草炙等分

右二味細末、三指撮、酒服、二十日香、

千金翼、又方、

蜀椒汗　桂心各乙兩

右二味、服如前方、

千金灸法、灸勞宮、主大人小兒口中腫腥臭、

口乾第三

千金、治口乾方、

右羊脂若豬脂雞子大擘之、内半升酢中、漬一宿、絞取汁、含之、

千金治口乾除熱下氣方、

石膏五合研　蜜二升

右二味以水三升、煮石膏取二升、内蜜、煮取二升、去滓含如棗核大、嚥汁盡更含之、

千金翼治口乾方、

右含一片梨即愈、夜睡當時即定、

千金翼又方、

羊脂雞子大　酒半升　大棗七枚

右三味合漬七日、取棗食之差、

千金翼又方、

右遇夜勿食酸食及熱麪、

鵞口瘡第四

巢氏病源小兒鵞口生瘡候、此由脾胃有客熱、熱氣熏發於口、兩吻生瘡、其瘡白色、如鵞子之吻、故名為鵞口瘡也、

千金治小兒鵞口兩吻生瘡方、

右燒髮灰、和豬脂傅之、

千金治鵞吻瘡方、

右以白楊枯枝、鐵上燒取瀝、及熱傅之、

千金又方

右以木履尾内煻灰中令熱取柱兩吻

各二七遍

千金治口吻瘡方

右以楸白皮濕貼之三四度差

千金又方

右取經年葵根欲腐者彌佳燒作灰及

熱傅之

千金又方

右以新炊飯了甑及熱以唇口向甑唇

上熨之二七下三兩上差止

仙人水鑑治乳口瘡在口角上，經月不差方

桑葉擣汁　當門子末各少許

右細研塗之，即差。

陳藏器治小兒吻瘡方

右以桑葉細剉，大釜中煎，取如赤糖塗之。

聖惠治小兒鵞口生瘡，胡粉散方。

胡粉令黃　乙分炒　黃連末半兩

右件藥細研令勻傅於瘡上

聖惠治小兒鵞口及重舌并生熱瘡方

右以栢樹根一握洗去土剉水煎濃汁去滓更煎令稠日三四上塗之

聖惠又方

右雞脛黃皮燒灰研為末以乳汁調半錢服之日三服

聖惠治小兒鵞口及口内生瘡方

右羖羊髭燒灰研為末以臘月豬脂和日三四上塗之效

聖惠又方
右黄連一兩，去須，擣羅為末，用蜜調藥
一炊久，旋旋與兒喫。
嬰孺治小兒鵞口兩吻有瘡方
右取雞屎白三大豆，温酒和服，水下亦
可。

脣口上生瘡第五

千金治口傍惡瘡方
亂髮灰　胡粲灰　黄連
乾薑炮

右四味等分為散、以粉瘡上、不過三遍差、

千金治冬月脣乾拆血出方、

右擣桃仁、以豬脂和傅之、

千金治遠行脣口面皴裂方、

右熟煎豬脂、將行夜常傅面、設行萬里、野宿不損、

千金治脣邊生瘡、久不差方、

右以八月藍葉十斤、絞取汁、洗、不過三日差、

聖惠治小兒脣口吻生瘡方

右以新瓦擣羅為末以生油調塗之

聖惠又方

右燒雞屎白作末以傅之有涎易之

聖惠治小兒脣腫生瘡及口中生白瘡欲爛方

右於清旦取桑株白皮中汁塗之效

聖惠治小兒脣口卒生瘡或痛痒方

右用黃蘗末濃煎薔薇根汁調塗之立效

舌腫第六

巢氏病源小兒舌腫候、心候舌、脾之絡脈出舌下、心脾俱熱、氣發於口、故舌腫也、

千金治舌腫強滿方、

右滿口含糖醋、良、

千金又方、

右飲羖羊乳即差、

千金翼治舌卒腫起、如吹胞狀、滿口塞喉、氣息欲不復、須臾不治殺人、治之方、

右以刀鋒決兩邊第一大脈出血、勿使

刺著舌下中央脉、血出不止、殺人、血出數升、以燒鐵令赤、熨瘡數遍、以絶血也、

千金翼又方、

右含甘草汁佳、

千金翼、治舌卒腫如吹胞、滿口溢出、氣息不得通、須臾不治、殺人方

右急以指刮破潰去汁、即愈、亦可以鈹刀於前決破之、（千金云、兩邊破之、）

千金翼又方、

右以苦酒一升、煮半夏一十枚、令得八

合稍稍含漱吐之、半夏戟人咽、須熟洗去滑盡用之、勿嘸汁也、加生薑一兩佳、

張銳雞峯方、治舌腫、

右以百草霜研細、醋調成膏、舌上下傅之、以針決出血汁、傅之、彌佳、

舌上瘡第七

巢氏病源小兒舌上瘡候、心候於舌、若心藏有熱、則舌上生瘡也、

本草治小兒舌上生瘡、飲乳不得、

右以白礬和雞子、置醋中、塗足底二七、

即愈、

千金治小兒舌上瘡方、

右以蜂房燒灰屋間塵各等分和匀、傅

之、

千金又方、

右以桑白汁塗乳、與兒飲之、

千金又方、

右以羊蹄骨中生髓、和胡粉傅之、

千金舌主心、藏熱即應舌上瘡裂破引唇

揭赤、升麻煎泄熱方、

蜀升麻　射干各三两　栢葉切一升

大青二两　苦竹葉切　地黄汁各五合

生蘆根　薔薇根白皮各五两

生元參汁三合　赤蜜八合

右十味㕮咀、以水四升煮取一升、去滓、下元參汁、令两沸、次下地黄汁、两沸、次下蜜煎取一升七合、綿惹取汁、安舌上含、細細嚥之、

外臺小品小兒舌上瘡方、

右以烏賊魚骨燒末、以雞子黄和塗之、

至喉咽舌下遍傳即差止

嬰孺治小兒舌瘡方

右燒葵根為灰每用少許傳之

張銳雞峯方治口舌生瘡久不差

右野薔薇根剉碎每用一匙頭以水二盞同煎至六分去滓熱含冷即吐了

張氏家傳治大人小兒口舌上生瘡方

龍腦半分　寒水石半兩燒細研

右每摻於舌上少許

吉氏家傳治生下來三五日爛舌上白瘡

喫妳啼吽傳涎膏方

黄丹（乙分） 輕粉（乙錢） 蜜（少許）

右三味同匀去飯上蒸一度鵝毛掃入口舌上一二次安

舌上血出第八

千金翼治舌上黑有數孔出血如涌泉此心藏病也方

戎鹽 黄芩 黄蘗

大黄（各三兩） 人參 桂心（各二兩）

甘草（乙兩炙）

右七味末之鍊蜜和圓飲服十圓如桐子日三服仍燒鐵烙之

脣腫第九

千金翼治脣黑腫痛痒不可忍方

右取四文大錢於磨石上以臘月豬脂磨取汁塗之不過數遍即愈

千金翼又方

右以竹弓彈之出其惡血立

外臺小品療小兒脣腫及口中生白瘡爛方

右清旦斫桑木白皮取汁，以塗兒脣口，即差。

緊脣第十

聖惠：夫脾與胃合，為足陽明，其經脉起鼻，環於脣，其支脉入絡於脾，脾胃有熱氣，則發於脣，生瘡，而重被風邪寒濕之氣搏於瘡，則微腫濕爛，或冷或熱，乍差乍發，積月累年，謂之緊脣，亦名瀋脣也。

千金治緊脣方。

右纏白布作大燈炷如指，安斧刃上，燃

炷令汗出拭取傅脣上一日二三度故青布亦佳并治瀋脣

千金又方

右用青皮焼灰以酒服之亦可脂和塗

千金治脣生核方

右豬屎平量一升以水投絞取汁温服之

千金翼治緊脣方

右以亂髮蜂房及六畜毛焼作末傅瘡上豬脂和亦佳

子母秘録小兒緊脣方

右以馬芥子擣汁先揩脣血出傅之日七遍馬芥即刺芥也

唐本草注治小兒緊脣方

右擣赤莧取汁洗之

聖惠治小兒緊脣是五藏熱毒氣上衝脣腫又麁是也宜用黄連散方

黄連去須　甘草生剉　寒水石

黄蘗剉各半兩　檳榔乙分

右件藥擣細羅為散鍊蜜調塗於脣上

一日兩三度換之、

聖惠又方、

右擣刺薊取汁、煎令濃、先以物揩脣上

血、即塗之、

聖惠又方、

右爛嚼澤蘭心、安脣上、良、

聖惠又方、

右以葵根燒灰爲末、以酥調封之、

聖惠又方、

右燒自死螻蛄灰細研、水調傅之、

聖惠又方、
右炙松脂貼之
聖惠又方、
右燒烏蛇灰細研、酥調傅之
聖惠又方、
右乾蠐螬燒灰細研、以豬脂和、臥塗之
差、
聖惠又方、
右燒鱉甲令煙盡細研、酥調傅之
瑕瀕葵根散方、治緊脣病、

葵根燒灰乙兩　烏蛇燒灰　黄蘗剉末
鱉甲燒灰研各半兩
右件都研匀，每用半錢，以豬脂少許和塗脣上，時時用。

脣青第十一

巢氏病源小兒脣青候：小兒藏氣不和，血虚為冷所乘，即口脣青皅，亦有藏氣熱，脣生瘡，而風冷之氣入，瘡雖差之後，血色不復，故令脣青。

仙人水鑑：小兒百日内無故脣口青，不起

飲乳神仙方

大藍揀取陰乾　○菱霄花　牙硝

蜀大黄各乙分

右已上並擣為散使羊髓圓之將一圓研碎灌之使喫乳也○余休官去後曾遊湖湘三江長憶雲水修合此方特行救懸危若千餘人皆表功效殊妙恐有熱者可服而寒者難用

咽喉腫痛第十二喉中有瘡陏

茅先生小兒生下中詐顛風痓候渾身壯

熱、耳邊連珠赤腫、喉中或結肉瘤起、有此爲詐顋風壅、此候本因積熱甚即衝上、乃如此、所治者先微下奪命散、略與吐下風涎、（方見急慢驚風門中）後用匀氣散補、（方見胃氣不和風中）又用朱砂膏、（方見驚風門中）夾天竺黄散與服、（方見実熱門中）又用葱涎膏貼顋腫處、（方見顖風傷寒門中）如此調理三日即愈、如見惡候、恐傳急驚、

千金治小兒卒毒腫著喉頸壯熱妨乳方

升麻　射干　大黄（各一兩）

右三味㕮咀、以水一升五合、煮取八合、

一歲兒分三服、以滓薄膗處、冷更暖以薄大兒、以意加之、

千金升麻湯治小兒喉痛、若毒氣盛便咽塞、并主大人咽喉不利方、

升麻　生薑　射干各三兩

橘皮乙兩

右四味㕮咀、以水六升、煮取二升、去滓、分三服、

千金治懸癰、乘熱暴腫長方、

乾薑　半夏等分

右末以少少著舌上、

千金、又方、

右鹽末、以筋頭展口柱之、日五、

千金翼治咽中腫、垂肉不得食方、

右先以竹筒内口中、熱燒鐵從竹中柱之、不過數度愈、

千金翼、治熱病口爛、咽喉生瘡、水漿不得入、膏方、

當歸　射干　升麻各一兩

附子半兩炮去皮　白蜜四兩

右五味切，以豬膏四兩，先煎之令成膏下着地，勿令太熱，內諸藥，微火煎，令附子色黃，藥成絞去滓，內蜜，復火上令相得，盛器中令凝，取如杏子大，含之日四五，輒嚥之，差。

千金翼治咽痛不得息，若毒氣哽咽，毒攻咽喉方。

桂心半兩　杏仁乙兩去尖皮熬之

右二味為散，以綿裹如棗大，含嚥其汁。

千金翼又方。

右刺小指爪文中出血、即差、左右刺出
血神秘、立愈、
千金翼、治喉卒腫不下食方、
右用韭一把、擣熬傅之、冷即易之佳、
千金翼、又方、
右含荆瀝、稍稍嚥之、
千金翼、又方、
右含上好酢、口舌瘡亦佳、
外臺、古今録驗青木香湯、療春夏忽喉咽
痛而腫、兼不利方、

青木香二两　黄連去毛　白頭翁各乙两

右三味切，以水五升，煮取一升半，分温三服，小兒一服一合，忌豬肉冷水。

外臺：千金療小兒卒毒腫着喉頸，壯熱妨乳方。

右煮桃皮汁三升服之。

聖惠：治小兒咽喉腫痛塞悶方。

桑株上螳螂窠乙两，燒灰　馬勃半两

右件藥同研令勻，鍊蜜和，丸如梧桐子大，三歲以下，每服煎犀角湯，研下三圓。

三歲以上、漸漸加之。

聖惠治小兒卒毒腫着咽喉、壯熱妨乳方

右以馬蔺子半兩、水一中盞、煎至半盞

去滓、不計時候、量兒大小、分減溫服。

聖惠又方

右取牛蒡根細剉擣汁、漸漸服之驗。

聖惠又方

右以蛇蜕皮燒灰細研為散、不計時候

用乳汁調下一字。

聖惠又方

右以露蜂房燒灰細研為散不計時候
用乳汁調下半錢看兒大小以意加減
聖惠治小兒脾肺壅熱咽喉腫痛射干散
方
射干　川升麻　百合
木通剉　甘草炙微赤剉　桔梗去蘆頭各一分
馬牙硝半兩
右件藥擣麄羅為散每服一錢以水一
小盞煎至五分去滓不計時候量兒大
小以意加減溫服

聖惠治小兒咽喉腫塞疼痛升麻散方

川升麻　木通（剉）　川大黃（微剉炒）

絡石葉　甘草（炙微赤剉）　犀角屑（已上各乙分）

石膏　川朴消（各三分）

右件藥擣麄羅為散每服一錢以水一小盞煎至五分去滓不計時候量兒大小以意加減溫服

博濟方治小兒膈上壅熱脣口生瘡咽喉腫痛玉芝飲子

甘草（剉作半寸許劈破湯浸乙日微炒過）

吳石膏（研如粉 各四兩） 藿香（三分）

山梔子（六兩去皮 炒令香）

右件四味同杵為細末，每服二錢，以新汲水調下，不以老幼，並加減可服之。

博濟方治小兒風熱咽喉腫疼，塞悶生瘡，搖頭燥悶，及蟲咬心痛，龍腦膏。

龍腦（半錢） 白礬（乙分銚子內煉過煎卻礬汁候乾為度）

元明粉（乙錢） 蟬殼（三十箇去足炒研末）

蛇蛻皮（乙條長二尺用鐵器上熚焦為度旋除下黑色焦着再熚須緊按實着鐵器焦後研為末） 牛黃（少許）

右件六味一處爛研入沙糖少許和為劑圓如梧子大冷水化破一圓服之

博濟方治大人小兒咽喉腫疼氣息難通

絳雪散

硇砂為君少許　白礬為臣皂子大　馬牙硝三分三佐

硝石四兩四相　黃丹半兩五方　巴豆六枚六甲

右件用麄瓷罐子一箇先煨令熱後次第漸漸下藥巴豆逐箇打破後有火焰盡更入一箇續入蛇蛻皮一條謂之七擒以火養成汁候結硬乃成也每用少

許，以竹筒子吹在患處，忌雞犬婦人見，唯臘月合之。

養生必用如聖湯，治喉閉舌頰腫，咽喉有瘡，欬嗽膿血方。

甘草（炙，二兩） 桔梗（乙兩）

右為末，每服二錢，水一盞，煎至七分，去滓溫服，急切，不以時，日二三。（張銳雞峯方二味等分。）

養生必用治咽中瘡腫方

萆麻子（去皮，乙枚） 朴消（乙錢，研勻）

右新汲水調作一服，未效再作。

嬰孺治小兒咽喉病，不利乳哺，半夏湯方。

半夏八箇洗　棘刺半升　麥門冬半兩

人參　甘草炙各乙兩

右切，以水三升，煮一升，稍稍飲之。

張銳雞峯方，治咽喉腫痛閉塞。

白殭蠶生去絲嘴　馬牙硝各二錢

右同為末，每服一錢，生薑汁調下，不以時。

韓樞密傳大聖奪命玉雪無憂散方。

元参　管仲　白茯苓去皮

縮砂仁　甘草炙　滑石別研入

山豆根　川黄連去須　荆芥穗各半兩

寒水石三兩火燒細水中淬別研入　鵬砂二錢別研入

右八味擣羅為末，次入滑石等三味，合和匀，每服半錢，此藥理喉咽塞滯，口内生瘡，心腹脹滿，脾積癥塊，解百藥毒，如纏喉痺風涎，主小兒緻嗽妳辨不消化，誤嚥下叫子魚骨針刺錢等，並藥用半錢，先抄入口，次水新汲水一口嚥之，任是百毒硬物可令除化，立有妙效，如要喫巴豆針刺麥糠秕針笔毛子等諸毒藥毒蟲硬物，只用藥半錢，與物相拌和喫之，用水一口下，並無妨礙，但是心腹間有礙，亦如前法服之，潤三焦，消五穀，除三尸，去八邪，辟九蠱，逐瘟疫，專理渴病，除風涎，開牙關，神效不可具述，服者自當知之。

張氏家傳治大人小兒咽喉腫塞疼痛，口舌生瘡，上膈壅熱毒，龍石散方。

寒水石乙斤燒一兩　朱砂乙兩乙分飛研

生腦子乙錢

右為細末、每用少許、擦患處、嚥津無妨、

小兒瘡疹毒氣攻口齒、先用五福化毒

丹、方見驚熱門大醫局方同掃次用此藥擦之、立愈、

張氏家傳、諸病無急於咽喉、死人最急、初

覺咽喉腫痛、急宜此得效方、

右用白礬同白殭蠶、二味等分為末研、

生薑水調下一錢、不過兩服即愈、如是

禁定牙關、便用巴豆七粒、剥去皮、擦巴

豆油在四指大內四方紙花子上、用紅箸斜角卷之、却撤去紅箸、男左女右、簪在鼻孔中、在一半在外、用燈點着外相紙花卷兒頭、即時煙透喉中、才闢隨手便開。以白礬少許、吹在喉中、壓下熱涎即安。此病暴速、非其他病之可擬也。倉卒害人性命、不可不慎。

長沙醫者丁時發傳地龍散、治小兒風熱、咽喉腫痛方。

欝金 用皂角水煮乾　甘草 炙　白殭蠶

地龍 各乙两　蝎　牙硝 各乙分

右為細末，每服一錢，薄荷湯調下，兒小半錢。

長沙醫者丁時發傳治大人小兒風熱咽喉腫痛方。

白礬 乙两　巴豆 二十一粒，餅內大煨

右為細末，每服一字，吹入口內或鼻內。

尸咽第十三

千金翼治尸咽語聲不出方。

乾薑 十两，末之　酒　酥 各乙升

右三味、酒二合、酥一匙、薑末一錢匕、和
服之、日三、食後服、亦治肺病、

千金翼治尸咽、咽中痒痛、吐之不出、嚥之
不入、如中蟲毒方、
右含生薑五十日差、

咽中噎第十四

千金翼治噎方、
右酥蜜生薑汁合一升、微火煎二沸、每
服兩棗許、內酒中溫服、

千金翼又方、

右以手巾布裹釜杵頭糠拭齒。

喉痺第十五

巢氏病源小兒喉痺候。喉痺是風毒之毒，客於咽喉之間，與血氣相搏而結腫塞，飲粥不下，乃成膿血，若毒入心，心即煩悶懊憹，不可堪忍，如此者死。

嬰童寶鑑。小兒喉痺馬痺歌

熱毒喉中結作癰，名為喉痺食難通。

馬痺頷間生腫痛，感即心煩命也終。

玉訣。小兒咽腫喉閉候歌。

咽喉腫閉肺家殃，積熱于中舌有傷，
風盛氣攻丹腫毒，却愁生出腦痈瘡。

此患先解利宣泄藏腑，壓熱調氣，即安也。

千金治小兒喉痺腫方。

右用魚膽二七枚，以和竈底土塗之，差止。聖惠用鯇魚膽。

千金治小兒喉痺腫方。

桂心　杏仁各半两

右二味末之，綿裹如棗大，含嚥汁。

千金凡卒喉痺不得語服小續命湯加杏仁一兩喉嚨者脾胃之候若藏熱喉則腫塞神氣不通烏翣膏主之方

生烏翣十兩 升麻三兩 羚羊角

芍藥 木通各二兩 薔薇根切一升

艾葉六銖生者尤佳 生地黄切五合 豬脂二升

右九味㕮咀綿裹苦酒一升淹浸一宿内以豬脂中微火煎取苦酒盡不鳴為度去滓薄綿裹膏似大杏仁内喉中細細吞之

千金治喉痺方

右荊瀝稍嚥之

千金又方

右以臘月豬毛燒末水服之

千金又方

右燒牛角末酒服之（崔元亮云凡小兒飲乳不快覺似喉痺者亦取此灰塗乳上嚥下即差）

千金又方

右熬杏仁令黑或服末之

千金又方

右刺手小指爪文中，出三大豆許血，逐左右刺，皆須慎酒麵毒物。千金翼，以繩纏手大指，刺出血一大豆以上，差，云小指亦佳。

千金治喉痺卒不得語方

右濃煮桂汁服一升，亦可末桂著舌下，漸嚥之，良。

千金又方：

右煮大豆汁含之，無豆用豉亦佳。

千金又方：

右以酒三合，和人乳汁半升，分二服。

千金又方
右燒炊箄作灰三指撮水服之
千金又方
右用芥子末水和薄之乾則易
千金又方
右啇陸苦酒熬令濃熱傅之
千金又方
右末桂心如棗核大綿裹着舌下須臾
破
千金治喉痺不下食方

翼卷十一

翼粟作栗

右以韭一把擣熬、薄之、冷則易、

千金、又方、

右含上好醋、口舌有瘡亦佳、

千金翼治喉痺嚥唾不得方、

右半夏一味細破、如棊子十四枚、雞子

一枚、扣其頭如粟大、出却黄白、内半夏

於中、内酢令滿、極微火上煎之、取半小

冷飲之、即愈、

千金翼喉痺方、

右取附子一枚、去皮、蜜塗、火炙令乾、復

塗蜜炙須臾含之、嚥汁愈、

千金翼又方、

右含蜀升麻一片、立愈、

外臺千金升麻湯、主小兒喉痺痛、若毒氣盛便咽塞、并大人喉咽不利方、

生薑　升麻　射干各二兩

橘皮乙兩

右四味切、以水六升、煎取二升、分溫三服、

外臺劉氏療小兒喉痺熱塞方、

升麻（五兩切）　馬藺（乙合）

右二味以水一升煎取二合入少白蜜與兒服之甚良

食醫心鑑小兒喉痺腫痛方

右以蜂房燒灰以乳汁和一錢匕服

食醫心鑑又方

右燒蛇蛻皮末以乳汁服一錢匕

聖惠治小兒喉痺腫塞不通壯熱煩悶宜服犀角散方

犀角（屑）　桔梗（去蘆頭）　絡石葉

梔子仁　甘草炙微赤剉　川升麻各一分

馬牙硝　射干各半兩

右件藥擣、麤羅為散，每服一錢，以水一小盞，煎至五分，去滓，不計時候，量兒大小以意加減溫服。

聖惠治小兒喉痺疼痛，水漿不入，馬牙硝散方

馬牙硝　馬勃　牛黃細研

川大黃剉微炒　甘草炙微赤剉，已上各一分

右件藥擣、細羅為散，不計時候，以新汲

水調下半錢，更量兒大小，以意加減。

張渙射干湯，治風熱上搏於咽喉之間，血氣相搏而結腫，乳食不下，名咽閉方。

射干　川升麻各一兩　馬牙硝

馬勃各半兩

右件擣，羅為細末，每服一錢，水一盞，煎至五分，去滓放溫，帶熱服，食後。

聚寶方，治急喉痺。

木賊用牛糞餅子火燒，每三兩，莖纔勻着，便取出，再取燒。

右一味為末，每服一錢，冷水研米汁清

調下小兒臘茶清調下半錢入口腫破血出即安三日内不得喫粟米粥飯

吉氏家傳治咽喉涎壅喉閉等疾方

鬱金 大者乙箇為末　輕粉 抄乙錢匕

巴豆 七粒四粒熟三粒生熟者是去油生者生用

右和合藥先左研四十九遍然後一向順研令匀次入輕粉每用一字管子吹入喉中

吉氏家傳治喉閉奪命散與大人同治方

朴消　白礬　天南星 各半兩

右為末，小兒每服半錢，水一盞，同煎二分，大人水一盞，藥三錢，煎七分，作一服。

長沙醫者鄭愈傳，治喉閉方。

右用馬藺子為末，每服半錢，麥門冬熟水調下。

聖惠灸法：喉痺，灸天突一壯，在項結喉下三寸兩骨間㸌如小麥大。

馬痺第十六

巢氏病源：小兒馬痺候，馬痺與喉痺相似，亦是風熱毒氣客於咽喉頷頰之間，與血

氣相搏、結聚腫痛、其狀從頷下腫連頰、下應喉内痛腫塞、水漿不下、甚者膿潰、毒若攻心、則心煩懊悶至死、

千金、凡喉痹深腫連頰、吐氣數者、名馬喉痹、治之方、

右以馬銜一具、水二升、煮取一升、分三服、

千金、又方、

右以馬鞭草根一握、勿中風、截去兩頭、擣取汁服、

千金翼治馬喉痺方

右焼馬藺根灰一方寸匕焼桑枝瀝汁和服

纏喉風第十七

大醫局解毒雄黃圓解毒治纏喉風及急喉痺卒然倒仆失音不語或牙關緊急不省人事方

雄黃飛　鬱金各乙錢

巴豆去皮出油二七箇

右為末醋煮麵糊為圓如菉豆大用熱

茶清下七圓，吐出稠涎，立便蘇省，未吐再服，善治纏喉風，及走馬喉閉，卒死倒地，失音不語，以至牙關緊硬，不知人事，如至死者，心頭猶熱，灌藥不下，即以刀尺鐵匙斡開口灌之，但藥下喉嚨，無有不活，吐瀉些小無妨，及上膈壅熱，痰涎不利，咽喉腫痛，赤眼癰腫，一切毒熱，並宜服之，如小兒患喉嚨赤腫，及驚熱痰涎壅塞，服二圓，或三圓，量兒大小加減，

養生必用治纏喉風，咽中如束，氣不得通

方、

蛇蜕炙　　當歸切焙等分

右為末，温酒調一錢，得吐為良，未效再作，切忌針灸。

張氏家傳異功散，治纏喉風，詐顋喉閉，及咽喉一切患方。

盆消乙两　　甘草炙六錢　　呵子肉

白殭蠶　　貫衆　　馬勃

蛇蜕皮點油醋慢火炒令黄色各半两　　鵬砂

元精石各乙錢

右為細末，每服用一字，以蘆筒子吹咽喉內，纏喉風磨刀水調下半錢，尋常置舌根下用。

張氏家傳，治纏喉風喉閉，牙宣牙癰，走馬疳口瘡等方。

右蠶退紙燒存性，少入龍腦，蜜圓如雞頭大，含化，小兒減少，如牙宣癰腫，揩貼齗上，如有走馬疳，加麝香擦貼，立愈。

莊氏家傳，治小兒急喉閉及纏喉風方

元參　鼠粘子半生半熟，炒為末，各乙兩。

右二味為末、新汲水調下、立差、

安師傳纏喉風藥方、

右以火炊草一大把舂爛、用水一鉢、衝取汁、嗽咽中、漸寬即下小續命湯、如蔓荆子何首烏薄荷荆芥各少許、與小續命湯多少相等、嚥下、使一人守之、連數服、腫消乃退、

齒痛第十八

千金翼治齒痛方、

右夜向北斗、手拓地、灸指頭地、呪曰、

蝎蟲所作斷木求風蟲所作灸便休疼

痛疼痛北斗收即差、

千金翼又方、

右人定後向北斗呪曰、 北斗七星三

台尚書某甲患斷、若是風斷閉門戶、若

是蟲斷盡收取、急急如律令、再拜三夜

作、

千金翼、治牙疼方

右用蒼耳子五升、以水一斗、煮取五升

熱含之、疼則吐、吐復含、不過二劑愈、無

子茎葉皆得用之、

千金翼、又方、

右莽草五両切、以水一斗、煮取五升、含漱之、一日令盡、

千金翼、又方、

右内藜蘆末於牙孔中、勿嚥汁、神良、

千金翼、又方、

右取門下桃橛、焼取瀝汁、少少内孔中、以蠟固之、

千金翼、針牙疼方、

針隨左右邊疼手大指次指掌間入一寸、得氣絶補三十九息、

千金翼灸牙疼方、

右取桑東南引枝長一尺餘、大如匙柄、齊两頭口中柱着、痛牙上以三姓火灸之、咒曰、南方赤帝子、教我治蟲齒、三姓灸桑條條斷蝎蟲死、急急如律令、大效、

千金翼、含漱湯、主齒痛方、

獨活　黄芩　芎藭

當歸各三兩　細辛　蓽撥

丁香各乙兩

右七味㕮咀，水五升，煮取二升半，含漱之，食頃乃吐，更含之。一方有甘草二兩。

千金翼，又方，

右含白馬尿，隨左右含之，不過三口差。

張渙藁本散方，治卒齒痛病。

藁本　白附子　川芎

芥草各半兩並搗羅為細末　青黛

蘆薈　麝香各乙錢研細

右件都再研匀，每用一字，塗指患處，善化陶宰傳，小兒牙齒黑蛀氣息疼痛，雄黃圓方，

雄黃二錢 麝香半錢

右為細末，軟飯和為挺子，安在牙內，

齒斷宣露第十九

巢氏病源小兒齒根血出候，手陽明足太陽之脉，並入於齒，小兒風氣入其經脉，與血相搏，血氣虛熱，即齒根血出，

千金翼治齒血出不止方，

右刮生竹茹二兩，酢漬之，令其人解衣坐，乃別令一人含噀其背上三過，并取竹茹濃煮取汁，勿與鹽，適寒温含漱之，終日為度。

外臺，肘後治齒斷宣露出血，所以日月蝕未平復時，特忌飲食，小兒亦然方，

右用蚯蚓糞，水和作稠泥圓，以火燒之，令極赤，末之如粉，以臘月豬脂和，傅齒斷上，日三，即差。

錢先生治小兒牙宣齒縫出血方，

苦參末乙兩　白礬灰乙錢

右為末、一日三次指牙上、立驗也、

張銳雞峯方、治齒間血出、

右以苦竹葉、不以多少、水濃煎取汁、入鹽少許、寒温得所含之、冷即吐了、

張銳雞峯又方、

右用童子小便半升、分為三兩、次含之冷即吐了、

莊氏家傳治小兒唇口臭爛齒齗宣露、麝香散方、

麝香　雄黄、　蘆薈

白龍骨各乙錢　蜜陀僧二錢　石膽半兩生

乾蟾乙箇重一兩者入餅燒存性

右合研令極勻細、先用綿子纏筋頭上、以鹽礬漿水輕輕洗過、然後貼藥、

齒根腫痛第二十

千金翼齒根腫痛方、

生地黄　獨活各乙兩

右二味切、以酒漬一宿、含之、

千金翼又方、

常以白鹽末封齒斷上、日三夜二、

千金翼、又方、

右扣齒三百下、日一夜二、即終身不發

至老不病齒、

千金翼、治齒牙根搖欲落方、

右以生地黃大者一寸、綿裹着牙上、嚼

嘸汁、汁盡去之、日三即愈、可十日含之、

更不發也、

千金翼、齒根腫方、

松葉乙握　鹽乙合　好酒三升

右三味煎取一升含之

千金翼治齒根空腫痛、困斃無聊賴方、

獨活四两　酒三升

右二味、於器中漬之、煻火煨之令暖、稍稍沸得半、去滓熱含之、不過四五度、

千金翼又方、

右取地黄如指大、長一寸、火炙令大熱、着木椎之、以綿裹着齒上嚼之嚥汁、盡而易、三易差止、

千金翼又方、

右燒松栢槐枝令熱、柱病齒孔、須臾蟲緣枝出、

千金翼治牙齗疼痛方、

杏仁（一十枚去皮尖兩仁者） 鹽末（方寸匕）

右二味、以水一升、煮令沫出、含之、味盡吐却、更含、不過再三差、

養生必用治小兒牙方、

牛蒡子（炒香著一分） 乳香（一錢）

右為末、入白麵少許、溫水調塗、

養生必用又方、

右用大鵬砂研細水化，雞羽掃。

齲齒第二十一

巢氏病源小兒齒痛風齲候：手陽明、足太陽之脉，並入於齒。風氣入其經脉，與血氣相搏，齒即腫痛，膿汁出，謂之風齲。

千金翼治齒齲方。

右切白馬懸跡，可孔塞之，不過三度。聖惠方用夜眼。

聖惠治小兒齒痛風齲，連頭微腫，蝦蟆散方。

乾蝦蟆乙枚燒灰　青黛細研　柑子皮

細辛　白雞糞　薰黄已上各乙分

麝香細研　乾薑炮裂各半分

右件藥擣、細羅為散、都研令勻、以薄綿

裹少許、內齲齒孔中、日一易之、

聖惠、又方、

白附子　藁本　細辛

芎藭　莽草已上各乙分

右件藥擣、細羅為散、以薄綿裹少許、着

齲齒上、

聖惠治小兒齲齒風疼及蟲蝕疼痛方

乾蝦蟆一枚燒灰　青黛一分　蘆薈半分

右件藥同研令細以生地黄汁熬作膏塗於齒上

聖惠治小兒風齲齒痛及蟲蝕疼痛黑爛方

青黛細研　雞糞白燒灰　藁本

細辛　雄黄細研各一分　麝香少許細研

右件藥擣羅令細同研令勻旋取少許傅於齒上

聖惠又方、

右以郁李根白皮五兩剉、以水一大盞

半煎取一盞、熱含冷吐之、當吐蟲出、

聖惠又方、

右以皂莢炙去皮子、擣末、取少許、着齒

痛上差、

聖惠又方、

右以松柏脂捏、銳如錐柱、齲孔內、須臾

齲蟲緣松脂出、即差、

聖惠又方、

右以雞舌香半兩，細剉，以水一中盞，煎至六分，去滓，熱含冷吐。

蚛齒第二十二 附裂齒

千金翼治蟲蝕齒疼痛方

右閉氣，細書曰，南方赤頭蟲飛來入某姓名裂齒裏，今得蝎蟲孔安置耐居上，急急如律令，小戕紙內，着屋柱北邊蝎蟲孔中，取水一盃，禹步如禁法，還誦上文，以水沃孔，以淨黄土泥之，勿令泄氣，永愈。

千金翼治蟲蝕齒根肉黑方

右燒腐棘取瀝塗之十遍雄黄末傅即愈若齒黑者以松木灰揩之細末雄黄塗齗百日日再塗之七日慎油豬肉神效

千金翼治齒蚛方

右以櫓一枚令病人蹲坐横櫓於膝上引兩手尋使極住手伸中指灸中指頭櫓上三壯兩頭一時下火病人口誦呪曰 嗽牙蟲名字鸕莫嗽牙莫嗽骨灸

人亦念之。

千金翼，治裂齒方。

右以腐棘針二百枚，以水二升，煮取一升，含漱之，日四五，差止。

千金翼又方。

右取死曲蟮末，傅痛處，即止。

日華子，治小兒風蚛牙方。

右濃煎郁李仁水，含之。

聚寶方，黄龍散，治齒斷疳蟲有竅子不合者。

龍實龍骨中有之，深黃或淡黃土褐色緊探人舌者是。

白礬　蝸牛殼　南粉

牛黃各乙錢

右五味為末，每用少許，貼窠子內，時時用之。

齒落久不生第二十三

千金治小兒齒落久不生方

右以牛屎中大豆二七枚，小開豆頭，以注齒根處數度，即生。

千金又方

右取雄鼠屎二七枚、以一屎拭一齒根處盡、此上二十一日、即生、雄鼠屎頭尖、

經驗方、治小兒大人多年牙齒不生、

右用黑豆三十粒、牛糞火内燒令煙盡、細研入麝香少許、一處研勻、先以針挑不生齒處令血出、用末少許揩、不得見風、忌酸鹹物

聖惠、治齒落久不生方、

右取露傍遺却稻粒、於齒落處、點三七下、其齒自生、神效、

靈苑治大人小兒生齒神驗方

右用雄雌雞糞各十四顆焙乾同研如粉入麝香少許仍先以針挑破損齒脚不血出將散子傅之年高者不過二十日生年少者十日不計傷損及少自退落並再生

頰車蹉悶第二十四 牙車急附

千金治失欠頰車蹉悶不合方

右用一人以手指牽其頤以漸推之則復入矣推當疾出指恐誤嚙傷人指也

千金失欠頰車蹉方、

右消蠟和水傳之、

千金翼治牙車急口眼相引舌不轉方

牡蠣熬　伏龍肝　附子炮去皮

礬石燒

右四味等分末之、以白酒和爲泥、傳其上乾則易之、取差止、

千金灸法、失欠頰車蹉、灸背第五椎、一日二七壯、滿三日未差、灸氣衝二百壯、胷前喉下甲骨中是、亦名氣堂、

千金又、灸足内踝上三寸宛宛中、或三寸五分、百壯三報、此三陰交穴也、

幼幼新書卷第三十四

幼幼新書

三十五

幼幼新書卷第三十五 一切丹毒 三十八門

白丹第十
黑丹第十一
天雷丹第十二
天火丹第十三
殃火丹第十四
神氣丹第十五
神火丹第十六
神竈丹第十七
鬼火丹第十八
野火丹第十九

骨火丹第二十
家火丹第二十乙
火丹第二十二 丹火附
螢火丹第二十三
朱田火丹第二十四
胡吹竈丹第二十五
胡漏竈丹第二十六
土竈丹第二十七
天竈丹第二十八
癸竈丹第二十九

丹候第一

巢氏病源小兒丹候風熱毒氣客在腠理、熱毒搏於血氣、蒸發於外、其皮上熱而赤、如丹之　故謂之丹也、若久不差、即肌肉爛傷、聖惠方、若久不歇、則肌肉壞爛、若毒氣入腹、則殺人也、

土虺丹、發兩手指作紅絲、延漸下行、至關節便殺人、已下丹無方者、可於一切六門中求之、

眼丹、眼卒然赤腫生翳、至有十數翳者是也、

五色丹、發而變改无常、或青黄白黑赤、

茱萸丹、發初從背起、遍身如細纈、

赤丹、丹之純赤色者是也、
白丹初發痒痛微虛腫如吹妳起不滿不赤而白色者是也、
黑丹初發痒痛或熛腫起微黑色者是也、
殃火丹、發兩脇及腋下髈上、
神火丹、發兩髈、不過一日便赤黑、
野火丹、發赤斑斑如梅子、遍背腹、
胃火丹初發在臂起、正赤若黑、
家火丹初發着兩腋下兩髈上、
火丹往往如傷寒、亦着身而日漸大、

丹火、其伏發赤如火之燒、須臾熛漿起者
是也、
朱田火丹先發背起、遍身一日一夜而成
瘡、
天竈火丹、發兩髀裏尻間止赤、流陰頭赤
腫血出、
赤流丹、身上或一片片赤色、如燕脂染、及
漸引、俗謂之流、若因熱而得者色赤、因風
而得者色白、皆腫而壯熱是也、
赤遊腫、其狀皮膚赤而腫起、行遊不定者

是也、

風火丹、初發肉黑忽膧起

暴火丹之狀、帶黑皅色、

遊火丹、發兩臂及背、如火炙

石火丹、發通身、自突起如細粟大、色青黑

鬱火丹、發從背起、

赤黑丹、本是毒熱折於血氣、蘊蒸色赤、而復有冷氣乘之、冷熱互交、更相積瘀、令色赤黑、

癘火丹、發初從臍下起、背赤、能移走

飛火丹、着兩臂及背膝、

留火丹、發一日一夜、便成瘡如棗大、正赤色、

藍注候、小兒為風冷乘其血脉、血得冷則結聚成核、其皮肉色如藍、乃經久不歇、世謂之藍注、

顱顖經、黃帝問岐伯曰、後生小稚、多被惡疾丹毒二品昔分、岐伯曰、陽解百年一十已上為毒、一十已下為丹、丹毒一也、隨其大小分別之、治之有毒至依方万无一差、

喻人間男女皆遭丹毒之有毒、至依此枉
死者復何限哉、良由信邪師之語、仍被恐
之、過昧之人、分與下手、請依方用之、今出
此圖形狀如後、
伊火丹、從兩脇起、
神竈丹、從肚起、
尿竈丹、從踝起、
胡吹竈丹、從陰囊上起、
天火丹、從腹背遍身起、
天雷丹、從頭頂起、

熛火丹從背甲起
胡漏竈丹從臍中起
癈竈丹從曲臂起
神氣丹從頭背上起
土竈丹從陰踝起
朱黃丹赤豆色遍身上起
螢火丹從耳起
野龜丹從背脊起
鬼火丹從面上起
嬰童寶鑑小兒諸般丹毒歌

丹火初成似火燒、天火渾身赤轉饒、
伊火膀边青黑色、厲從額上起根苗、
暋并穀道熛丹毒、如帶鱉紅暴火調、
留火發時一日甚、變改無時五色摽、
家火頻連雙腋乳、天竈内腫到陰尻、
背并膝赤飛丹病、股内臍陰尿竈招、

一切丹第二

本草、治小兒諸熱丹毒、

右、並以水銀、根生銀少許、功勝紫雪、

千金、治小兒丹毒方、

右擣慎火草，絞取汁，塗之良。

千金治丹毒大赤腫，身壯熱，百治不折方

寒水石 十六銖，聖惠用二十四銖

石膏 十三銖，聖惠用二十四銖

藍青 十二銖冬同乾者，聖惠同。

犀角 八銖，聖惠用二十四銖。

紫胡 八銖，聖惠用二十四銖。

杏仁 八銖，聖惠用十二錢。

知母 十銖，聖惠用十二銖。

甘草 炙五銖，聖惠用十二銖。

羚羊角 鎊屑六銖，聖惠用三分。

芍藥 七銖，聖惠用三分。

梔子 十二銖，聖惠同。

黃芩 七銖，聖惠用二十四銖。

竹瀝 一升

生葛汁 四合，澄清。

蜜 二升，聖惠同。

右十三味㕮咀、以水三升并竹瀝、煮取二升三合、去滓、内杏仁脂、葛汁、蜜、微火煎取二升、一二歲兒服二合、大者量加之、聖惠藍青散藥味同、分兩不同。

千金治小兒丹腫、及風毒風疹、麻黃湯方、

麻黃 去根節一兩半　甘草 炙　獨活

射干　桂心　青木香

石膏　黃芩 各乙兩

右八味㕮咀、以水四升、煮取一升、三歲兒分為四服、日再、

千金治小兒惡毒丹、及風疹、麻黃湯方

麻黃　升麻　葛根各一兩

射干　雞舌香　甘草炙各半兩

石膏半合

右七味㕮咀、以水三升、煎取一升、三歲兒分三服、日三、

千金治小兒數十種丹、搨湯方、

大黃　甘草炙　當歸

芎藭　白芷　獨活

黃芩　芍藥　升麻

沉香　青木香　木蘭皮

芒硝各三兩

右十三味㕮咀、以水一斗二升、煮取四升、去滓、内芒硝、以綿搵湯中、適寒温搨之、乾則易之、取差止、

千金治小兒丹毒方、

右擣馬齒莧一握、取汁飲之、以滓傅之

聖惠絞汁塗之、

千金又方、

右擣赤小豆五合、水和取汁飲之一合、

良、滓塗五心、

千金又方、

右濃煮火豆汁塗之良、差亦無瘢痕、

千金又方、

右用臘月猪脂、和釜下土傅之、乾則易、

千金翼、治小兒丹腫方、

橐○根　升麻　白歛

黄蘗　黄連　大黄

梔子　甘草（生用各一兩）　生地黄汁（一升）

右九味、切、以水一斗四升、煮取七升、去滓、

內地黃汁、煎三沸、以故帛兩重內湯中

以搨丹上、小暖即易之、常令溫、

千金翼澤蘭湯、主丹疹入腹殺兒方、

澤蘭　芎藭　附子（炮去皮）

莽草　藁本　細辛

茵芋（各半兩）

右七味㕮咀、以水三升、煮取一升半、分

四服、服此湯然後作餘湯洗之、

千金翼搨湯、主丹癰疽始發、焮熱浸長進

方、厭主小兒丹、長忌近陰、

升麻　黄連　大黄
芎藭　羚羊角　當帰
甘草各二两　黄芩三两
右八味、以水一斗、煮取五升、去滓、又還
鐺中内芒硝三两、火上令一沸、貼帛搨
腫上數遍、腫熱便隨手消盡、
外臺劉氏療小兒油丹赤腫方
右用菰蓏三大两、以釅醋擣薬以傳之
佳、
外臺劉氏又方、

右取蕎麥麵以醋和塗之差

外臺救急療小兒赤丹一名丹瘤方

右取小豆擣末以雞子白和塗之以差為度先以鍼決丹上然後傳之千金翼療火丹

外臺古今錄驗療月內兒發丹方

升麻二分聖惠用一分半　黃芩二分聖惠用一分

犀角二分聖惠用一分　甘草一分炙聖惠用半分

柴胡二分聖惠用一分　大黃別浸二分聖惠用一分

蘭葉切三合聖惠用一兩　梔子仁八分聖惠用一分

石膏三分聖惠用一分半

右九味切，以水一升二合，煮取八合，下竹瀝四合，更煎取一半，去滓，分二服，甚妙。

外臺古今錄驗又方。

右擣藍汁塗之。

外臺廣濟療小兒丹毒方。

青藍汁五合　竹瀝七合

右二味相和，分為二三服，大小量之，一合至三合。

簡要濟衆方小兒丹毒從臍中起方。

伏龍肝是年深竈下黄土研為末

右以屋漏水和如糊傳患處乾即再傳

以差為度用新汲水調亦得

修眞秘旨治小兒丹瘤方

右用蓖麻子五箇去皮研入麵一匙水

調塗之甚效

陳藏器治小兒丹毒方

右以淬鐵水一合飲之此打鐵器時堅

鐵槽中水

陳藏器治小兒丹毒寒熱腹内熱結方

右以積雪草擣絞汁服之。東人呼為連錢草，乘圍如錢，蔓生溪澗邊及階濕地。

陳藏器治小兒丹毒方。

右用旋花根苗擣絞汁服之。俗呼鼓子花子也。

子母秘録治小兒丹煩方。

右用柳葉一片，水一斗，煮取三升，去滓，搨洗赤處，日七八度。

子母秘録治癰瘡疽痔瘻惡瘡，小兒丹方。

右用桐木皮水煎傅。

子母秘録治癰疽痔痛惡瘡，及小兒丹方。

右末蛴螬傅上、

子母秘録、治小兒丹方、

右用鯽魚肉細切五合、小豆擣屑三合、

合和更杵如泥、和水傅上、

食療、治小兒丹方、

右以鯉魚血塗之、即差、

姚和衆治小兒丹毒、破作瘡、黄水出方

右焦炒豉令煙絶、為細末、油調傅之、

聖惠治小兒一切丹、遍身壯熱煩渴、升麻

散方、

升麻　川大黄剉碎微炒　黄芩各乙分

川朴消　麥門冬去心　葛根剉各乙分

右件藥擣麤羅為散、每服一錢、以水一小盞、煎至五分、去滓放温、不計時候、量兒大小、分減服之、

聖惠治小兒一切丹、遍身赤痛、大黄散方、

川大黄剉碎微炒　防風去蘆頭各半兩　川升麻

黄芩　麻黄去根節　秦艽去苗各乙分

川朴消三分

右件藥擣麤羅為散、每服一錢、以水一

小盞、煎至五分、去滓放溫、不計時候、量
兒大小、分減服之、
聖惠治小兒一切丹發無常處、脉熱如火
燒、宜用升麻膏方、
川升麻　川大黃　景天草
蛇銜　梔子仁　寒水石
川芒硝　藍葉　生地黃
芭蕉根　羚羊角屑　梧桐皮各半兩
右件藥細剉、以竹瀝浸一宿、明日漉出、
却入鐺中、用臘月猪脂一斤、於慢火上

熬一食久、承熱以綿濾去滓、候冷成膏、以瓷合盛、旋取摩之、兼以膏如棗核大、以竹瀝調服之、

聖惠治小兒一切丹通用、慎火草散方、

慎火草　紫葛剉　消石各半兩

右件藥擣、細羅為散、用冷水調塗之、乾即再塗、以差為度

聖惠治小兒一切丹、遍身躰熱、消石散方、

消石一兩　乳香一分

右件藥細研為散、以雞子白調塗之、

聖惠又方

太陰元精石一兩　白礬一分

右件藥細研為散，以水調塗之。

聖惠又方

右以浮萍草研如泥，傅之。

聖惠又方

右以藍靛塗之，熱即更塗。

聖惠又方

右取韮畦中土，以水調塗之。

聖惠又方

右取粟米、以水煮濃汁、洗之、

聖惠、又方、

右取地龍糞、以水研如泥、塗之、

聖惠、治小兒一切丹、及諸毒腫方、

右鼠黏草根洗去苗、擣絞取汁、每服半合、量兒大小、分減服之、

聖惠、治小兒一切丹方、

右用芭蕉根擣、絞取汁、塗之、

聖惠、又方、

右取蒴藋擣、絞取汁、塗之、

聖惠、又方、

右以景天花爛擣、傅之、

聖惠、又方、

右以川芒硝、以水研塗之、

嬰孺、凡小兒病丹、此病發起暴卒、急者不治、凡人養小之家、當先察審病源、初起端倪、尋方觀圖、視病形象、隨用別藥、余少秉之、救差者甚衆、故復記之、治丹毒天下極驗、無及水中藥、但有患熱毒丹腫、百藥不差者方、

右以水藻不拘多少切爛擣熟傅丹上厚三分許乾則易之則差則止

嬰孺治小兒丹方

升麻　柴胡　石膏

梔子仁各五分　大黄　生葛各八分

子芩六分　犀角屑　杏仁

芍藥各四分　甘草三分炙　竹瀝八合

右切以水三升并瀝煮一升為三服此是一歲兒服量之

嬰孺治小兒丹毒搨方

升麻　犀角屑　白斂

黃芩　梔子各三兩　藍葉切一升

石膏四合碎　生地黃四兩

右以水五升、竹瀝二升、煮二升半、去滓

沾帛搨之、乾即易、

嬰孺又方、

菾菜切一升　豉五合　芒硝五兩

右杵以水和如泥、封之、

嬰孺又方、

右以豬槽下泥傅之、立已、

嬰孺、又方、

右黄龍湯根三合、并塗之、

嬰孺、又方、

右取生麻油塗之、

嬰孺治小兒惡毒丹毒赤、及風疹方

右以甘草杵傅之、

嬰孺、又方、

右以小豆屑五合、生麻油和如泥、塗之、

嬰孺、又方、

右杵蔓菁根傅之、

嬰孺又方、

右取婦人月水衣洗、傅(侍)毒處不洗中央散廣去、

嬰孺又方、

右以白鵞血傅之、乾即易之、

嬰孺、治小兒半身皆紅、漸漸長引者方

牛膝　甘草各等分

右切、以水五升煮之、沸去滓、和竈下黄土封之、

錢乙、治熱毒氣客於腠理、搏於血氣發於

外皮上赤如丹、白玉散方、
白土一分 寒水石半兩
右末之、用米醋或新水調塗、
張銳雞峯方、治丹瘤、
右擣細豆豉、水和傳之
張銳雞峯又方、
右梔子去皮為末、水調塗之
張銳雞峯又方、
右生地黃擣爛取汁塗之
張銳雞峯又方

大黄 末　芒硝 等分

右合研匀，水調塗之。

劉氏家傳小兒發丹方

當得草子或葉 小兒多摘拾頗者 沙莧 等分

右擣爛，焴裹熓患處，立效。

莊氏家傳治丹瘤方

右木鱉子新者去皮，細研，醋調，以雞翎傳，隨手消。

孔氏家傳治小兒丹瘤方

赤小豆　蛤粉

右等分為末、用園荽汁調塗、

吉氏家傳治小兒丹瘡遍赤方、

右末浮炭（炭）打鐵者細羅蜜調傳之、隨手差、

吉氏家傳發丹遍身熱、服前聖惠六味升麻散、後更宜塗此方、

滑石　乳頭香各乙分

右以雞子清調塗之、

吉氏家傳治小兒丹毒癮疹方、

右天麻末、每服半錢、或丈夫婦人、每服

二錢、紅酒調下。

土虺第三

養生必用治土虺丹發兩手指、作紅絲、迤漸下行、至關節便殺人、惡瘡蟲子咬、並治方、

大赤足蜈蚣二條　白礬

膽礬各一錢　射香半錢

右為細末、每用一剜耳許、先以針撥破瘡口、安藥在內、以醋麵粉紙花子貼定、日一換、好肉生膿血惡肉盡去、即貼膏

藥、

眼丹第四

集驗方、治小兒眼、卒然赤腫生翳、至有十數翳者、名眼丹、方逆救之、必能損目、

右令患人仰臥、以紅綿纏、並剪刀刃、卻安在患人眼上、以三姓老婦人各枯艾炷一枚、在剪刀上灸之、仍一人祝云、不灸病人只灸眼丹、如此三遍、候煙斷、將此剪刀弃之宅後、或無人行處路上、隔宿收之、神效、

五色丹第五

巢氏病源小兒五色丹候、五色丹發而變改無常、或青黃白黑赤、此由風毒之熱、有盛有衰、或冷或熱、故發為五色丹也、

千金治小兒五色丹方、

右擣蒴藋葉傅之、

千金又方、

右以豬槽下爛泥傅之、乾則易、集驗治卒赤黑丹、

千金又方、

右服黄龍湯二合，并傳患上。

聖惠浴小兒五色丹方：

川大黄　黄芩　川芒硝

梔子仁　乾藍葉　商陸各乙两

右件藥擣，細羅為散，以水調塗之，立效。

聖惠浴小兒五色丹遍身，宜用洗浴棗根湯方：

棗根四两　丹參三两　菊花一两半

右件藥細剉和匀，每用二两，以水五升煎至三升，去滓，着冷熱，避風洗浴，極效。

聖惠又方

苧根葉一斤細研　赤小豆三合

右件藥以水五升煎至三升去滓看冷熱避風洗浴

聖惠治小兒丹發惡毒五色無常宜用此方

右青栗毬有刺者擣碎以水煮洗之

聖惠又方

右用赤小豆末以雞子白和如泥頻塗

聖惠治小兒五色丹遍身熱如火燒遶腰

即損人、宜用此方、

右以芸薹子一兩細研、酒一小盞、研取汁塗之、

孔氏家傳、治小兒五色丹方

右以小柴胡湯如法煎、飲清汁、滓傳丹上、良效、

伊火丹第六

巢氏病源小兒伊火丹候、丹發於髂骨、青黑色、謂之伊火丹也、

顱顖經、火伊丹從兩脇起、

右用豬糞燒灰，并鐵槽中泥拌調，塗之，日三。

熛火丹第七

巢氏病源：小兒熛火丹候，丹發於臂背穀道者，謂之熛火丹也。

顱顖經：熛火丹從背甲起，

右用生麻油合豬槽下泥，塗之。

嬰孺：治熛火丹發從背起，或走兩足，赤如火方。

景天草十兩　真珠一分

右和杵為泥、封丹上、

嬰孺治丹入腹、又下至卵者、不治方、

麻黄炒 升麻各二分 消石四分

右為末、以井華水服方寸匕、日三、一方用大黄半分、

茱萸丹第八

巢氏病源小兒茱萸火丹候、丹發初從背起、遍身如細纈、謂之茱萸火丹也、

千金治小兒茱萸丹病、初從背起、遍身如細纈、一宿成瘡者方、

右用赤小豆作末以粉之如未成瘡者雞子白和傅之

赤丹第九

巢氏病源小兒赤丹候此謂丹之純赤色者則是熱毒摶血氣所為也

聖惠夫小兒赤丹者由風毒之重故使赤也初發疹起大如連錢小者如麻豆肉上生粟色如雞冠故謂之赤丹亦名茱萸丹也

千金治小兒赤丹方

右用芸薹葉汁服三合、滓傅上良、千金翼云、末、芸薹以雞子白和塗之、

千金治小兒赤丹斑駮方、

右唾和胡粉、從外向内傅之、

千金又方、

右煅鐵屎、以猪脂和傅之、

千金又方、

右屋塵和臘月豬脂傅之、

兵部手集治孩子赤丹不止方、

右以上番黄米粉雞子白和傅之、黄米粉、黄

粱米粉也、

兵部手集、又方、

右以蕎麥麵醋和傅之、差、

兵部手集、又方、

右以胡荽汁傅之、差、譚氏方同、

兵部手集、又方

右研粟米傅之

聖惠治小兒赤丹毒腫、升麻膏方、

川升麻　白歛　漏蘆

川芒硝各乙兩　黄芩　枳殼

連翹　蛇銜（各乙兩半）　梔子仁
蒴藋（各二兩）
右件藥細剉、以猪脂一斤半、入於鐺中、
以慢火煎諸藥、令赤色、去滓放冷、以瓷
合盛、旋取塗之、
聖惠治小兒面身卒得赤丹、或痒或瘇起、
不速療之即殺人、宜用此方、
右以羖羊角屑八兩、水五升、煎至一升、
綿濾去滓、入鍊了猪脂五兩、和令匀、摩
之、

聖惠又方、
右以葛勒蔓輕磨破、以醋研訶梨勒塗
之、妙、
嬰孺治小兒赤丹斑駮方、
右以蓼子鹽湯洗了、接塗之、
嬰孺又方、
右車前子為末、粉之、
嬰孺又方、
右蠶沙、以水二升煮汁、洗之、
張渙升麻膏方、治赤丹初發、肉色如朱、色

如雞冠又名茱萸丹

川升麻　白斂　漏蘆

川芒硝各乙分　連翹　梔子仁各半两

右件藥細剉以豬脂半斤入鐺中用慢火煎諸藥令赤色去滓放冷以瓷合盛旋取每用少許塗患處

莊氏家傳治小兒丹流如火焰紅赤水輪散方

右赤脚蜈蚣毛上慢火焙乾為末入石碗末少許新汲水調鵞毛掃頭焦即止

白丹第十

巢氏病源小兒白丹候、丹初是熱毒挾風、熱搏於血、積蘊發赤也、熱輕而挾風多者、則其色微白也、

聖惠夫小兒白丹者、由挾風冷之氣、故使色白也、初發痒痛微虛腫、如吹𤺋起、不痛不赤而白色也、

千金治小兒白丹方

右燒豬屎灰雞子白和、傅之、良、

聖惠治小兒白丹方、

酸母草　五葉草各五兩

右件藥擣絞取汁塗之

聖惠又方

右擣川大黄末以馬齒莧擣絞取汁調塗之

聖惠又方

右以蘭香葉擣爛塗之

聖惠又方

右以蓼葉擣爛塗之

聖惠又方

右以梁上塵以醋和塗之

聖惠又方

右取鹿角燒灰細研以豬脂和塗之

嬰孺五香湯治小兒風熱毒腫色白或乃惡核瘰癧附骨癰疽節解下丹白色遊走遍身白癮疹方

木香　薰陸香　海藻各一分

麝香半兩　沉香　枳實麩炒

升麻　射干各二分　大黃八分

竹瀝三合

右以水四升，下瀝，煮一升二合，分温服之。

《閬苑》香豉散，治白丹痊痛，虛腫如吹方

香豉（二兩，炒合焦） 伏龍肝（一兩，在竈裏黑土是也）

右件擣羅為細末，每服半錢，以生油調塗患處。

黑丹第十一

《聖惠》：夫小兒黑丹者，由風毒傷於肌肉，故令色黑也。初發痒痛，或煙毒起微黑色也。

《聖惠》治小兒黑丹，宜搨升麻湯方

川升麻　漏蘆　川芒硝各二两

黄芩三两　梔子仁一两　蒴藋半两

右件藥細剉和勻每用三兩以水三升煎至三升去滓微溫以軟帛旋蘸搨病上以消為度

聖惠又方

風化石灰二两　屋四角茅草三两燒灰

右件藥細研為散以雞子白調塗之日三五度效

聖惠又方

茺蔚子　蛇銜草　護火草各二两

右件藥擣令爛，以雞子白調塗之。

聖惠又方：

右以青羊脂熟摩，日三五度用之。

聖惠又方：

右以猪槽下泥塗之。

聖惠又方：

右以餵猪杓子炙令熱熨之。

張渙祛毒散方，治丹黑色痒痛腫處。

川升麻　漏芦　川芒硝各二两

黄芩　　梔子仁各一兩

右件擣為麄末，每用兩匙頭，以水三盞，煎至兩盞，去滓微熱，以軟帛旋蘸，搨瘡上，以消為度。

天雷丹第十二

顱顖經：天雷丹從頭項起。

右用陰乾蔥赤末，拌脂塗，又用竈下土雞子白調塗。

天火丹第十三

巢氏病源：小兒天火丹候，丹發遍身躰斑

赤如火之燒，故謂之天火丹也。

聖惠：夫小兒丹發肉中，有赤如丹，赤色，大者如手，劇者遍身赤痒，故號天火丹也。

顱顖經：天火丹從腰背遍身起方

右用樺皮白末，和生油調塗之，亦用赤石脂、羊脂調塗之。

千金：治小兒天火丹，肉中有赤如丹色，大者如手，甚者遍身，或痛或痒或腫方。

右用赤小豆二升，末之，雞子白和，如薄泥傅之，乾則易。一切丹並用此方，皆使

差、

千金又方、

右生麻油塗之

聖惠治小兒天火丹發遍身赤如絳色、宜用此方、

麻油五合　生鯽魚半斤

右件藥擣如泥、塗在丹上、燥復塗之

聖惠、又方、

虎脂二兩　黄丹一兩

右件藥研為膏、塗之即差、

聖惠、又方、

右以鬼目擣絞取汁、塗赤處、

聖惠、又方、

右擣荏子汁塗之、

聖惠、又方、

右取小兒埋胞衣缾子中水一二合、與

兒服、及塗身上有毒處、

張渙丹參散方、治丹發遍身、赤如絳色、痒

痛甚者、乃名天火丹、

丹參　桑根白皮各乙兩

甘菊花　荠草各乙两

右擣為麄末，每用藥三匙頭，以水三椀，煎至兩椀，去滓，看冷暖，避風處浴兒。聖惠 嬰孺皆同，聖惠以菊花為一兩半。

殃火丹第十四

巢氏病源小兒殃火丹候：丹發兩脇及腋下髀上，謂之殃火丹也。

千金治小兒殃火丹，每着兩脇及腋下者方。

右伏龍肝末，和油傅之，乾則易，若入腹

及陰以慎火草取汁服之

聖惠治小兒殃火丹生於脇腋下方

右川朴消細研為散每服以竹瀝調下半錢量兒大小加減與服之

聖惠又方

右以浮萍草擣絞取汁時時與兒服之

張渙殃毒散方治丹發生於兩脇及腋下乃名殃火丹

川朴消一兩　梔子仁半兩

右件擣羅為細末每用半錢好醋調塗

患處次用山梔膏方

山梔子仁四兩生鯽魚

右同擣如泥，每用少許，以醋化，看丹發

患處塗之。

神氣丹第十五

顱顖經，神氣丹從頭背上起

右用牯牛骨燒灰，羊脂調塗之。

神火丹第十六

巢氏病源小兒神火丹候，丹發兩髆，不過

一日便赤黑，謂之神火丹也。

聖惠治小兒神火丹方

右景天花擣絞取汁，先微揩丹上，後塗之，以差爲度，嬰孺方同云先刺丹上，令血出塗刺上。

聖惠又方

右以鯽魚半斤擣如泥，塗丹上，唯數塗爲良。

聖惠又方

右以梔子仁擣末，用醋和塗之

神竈丹第十七

顱顖經神竈丹從肚起、
右用土蜂窠杏仁膩粉生油調塗、立差、
鬼火丹第十八
巢氏病源小兒鬼火丹候、丹發兩臂、赤起如李子、謂之鬼火丹也、
顱顖經、鬼火丹從面上起、
右用竈下土、雞子白調塗之、立差、
聖惠治小兒鬼火丹方、
戎鹽一兩　附子一枚燒灰
右件藥細研為散、以雄雞血調塗之

聖惠、又方、

景天草五兩　蛇銜草三兩

右件藥擣如泥、以雞血調塗之

治之方、

嬰孺兒火丹、初發兩臂、起赤如小豆及大、

右用苦桃皮煮汁浴之

嬰孺、又方、

右用虎脂、隨病塗之、

張渙、戎鹽散方、治丹發兩臂赤起、如李子、

乃名鬼火丹、

戎鹽一兩　附子一枚　雄黃半兩，細研，水飛

右件同研細，每用少許，以雄雞血調塗患處。

野火丹第十九

《巢氏病源》小兒野火丹候：丹發赤斑，斑如梅子，遍背腹，謂之野火丹也。

《千金》治小兒野火丹病，遍身皆赤者方：

右用油塗之。《嬰孺》云：生麻油塗。

《聖惠》治小兒野火丹方：

雄黃　戎鹽各半兩

右件藥細研為散、以雞子白調敷、數塗之、以差為度、

聖惠又方、

竈中黃土一两 青竹葉二两燒灰

右件藥細剉研為散、以雞子白和塗之、

聖惠又方、

白殭蚕貳柒枚 愼火草壹两

右件藥擣令爛、塗之、

骨火丹第二十

巢氏病源小兒骨火丹候、丹發初在臂起

正赤若黑、謂之骨火丹也、

千金治小兒骨火丹、其瘡見骨方

右擣大小蒜厚封之、着足踝者是、

嬰孺治小兒骨火丹、刺腫上入二分、

右以黄末牛膽汁和塗之、

家火丹第二十一

巢氏病源小兒家火丹候、丹初發着兩腋下兩髀上、名之家火丹也、

嬰孺治家火丹發如大指、日長一寸、偏傍兩頰方、

梓木白皮二两 蓼葉叁两

右焼灰雞子白和、如泥傅丹上、日四五上、聖惠方同、但二味等分、

嬰孺治家火丹攻喉入腹、大便不利方

消石 凝水石各二两

右研入銅器中、熬令乾、取研、服方寸匕、末差加之、

嬰孺又方、

烏頭一分 赤石脂三分

右為末雞子白和、塗丹上、日進叁服、神

良、

火丹第二十二 丹火附

巢氏病源小兒火丹候、火丹之狀、往往如傷寒、赤着身而日漸大者、謂之火丹候

巢氏病源小兒丹火候、丹火之狀、發赤如火之燒、須臾熛㸊起是也、

嬰孺云、火丹者、往來如傷寒、赤着身躰、不從傷火而得名、赤如日出時、以從其處、又名曰丹、宜同用千金漏芦湯治小兒熱毒癰疽赤白朱丹瘡癤、漏芦湯方見癰門、

千金治小兒火丹赤如朱走皮中方

右以醋和豉研傳之

千金又方

右鯉魚血傳之良

千金又方

右擣莅子傳之良

千金又方

右豬屎水和絞取汁服少許良

仙人水鑑治火丹瘡方

蕎麵　黃連各少許

右同研令細塗之、立差、切不得入油及
鹽、
廣和方、小兒火丹、熱如火、繞腰即損、
右杵馬藍菜傅之、日二
嬰孺治小兒火丹走皮中赤者方、
右梔子末、以醋和傅之、
嬰孺又方、
右鯉魚杵爛、或片搨之、
嬰孺治小兒天火丹着、凡小兒肉中有赤
如丹色、大者如手、極遍身赤痒而微溢者

方、

右小豆二升為末雞子白和封之遍身

着合塗之令遍、

嬰孺治小兒火丹方、

右取不犯水羊脂向火上炙傅丹上以

白粉粉之、大良、無忌、

螢火丹第二十三

巢氏病源小兒螢火丹候、丹發如灼在脇

下正赤、初從額起而長上痛是螢火丹也

顱顖經乃

云從耳起、

顱顖經、治螢火丹、

右用慎火草擣汁、和酒調塗之、聖惠以醋調塗、

聖惠、治小兒螢火丹方、

赤小豆一合 消石半兩 寒水石一分

右件藥擣、細羅為散、每服以冷水調下半錢、日三服、量兒大小、加減服之、嬰孺一料用消石三錢一字

聖惠、又方、

竈中黃土一合 生油二合

右件藥研和如泥、時用塗之、以差為度、

若痛上陰不治、即殺人

嬰孺澤蘭湯、治螢火丹走癮疹、入腹殺人方、

澤蘭　芎（各三分）　附子（炮）

莽草　藁本　細辛

茵芋（各二分）

右以水三升、煮一升半、為四服、此湯外並用粉粉病上、

朱田火丹第二十四

巢氏病源小兒朱田火丹候、丹先發背起

遍身一日一夜而成瘡、謂之朱田火丹也、

顱顖經、朱田火丹、赤豆色遍身上起、

右用慎火草擣汁、和酒調塗之、

千金治小兒朱田火丹、病一日一夜、即成瘡、先從背起、漸至遍身、如棗大、正赤色者方、

右濃煮棘根汁洗之、已成瘡者、赤小豆末傅之、未成瘡者、雞子白和小豆末傅之、凡方中用雞子者、皆取先破者用之、未破破者無力、

聖惠治小兒朱田火丹方、

右以藍靛塗之、

聖惠又方、

右以雞子白塗之

胡吹竈丹第二十五

顱顖經、胡吹竈丹、從陰囊上起、

右以水茄窠下泥、和苦酒塗之、

胡漏竈丹第二十六

顱顖經、胡漏竈丹、從臍中起、

右用屋漏水調竈中土塗之

土竈丹第二十七

顱顖經、土竈丹從陰踝起、

右用屋四角茅草、竈横麻及雞子白調塗之、

天竈火丹第二十八

巢氏病源小兒天竈火丹候、丹發兩髀裏尻間正赤、流陰頭赤腫血出、謂之天竈火丹也方、

千金、治小兒天竈火丹、病從髀間起、小兒未滿百日、犯行路竈君、若熱流下、令陰頭

赤膧血出方、

右伏龍肝擣末雞子白和傳傅之、日三良

千金、又方、

鯽魚肉劉五合　赤小豆末三合

右二味和擣、少水和傳之、良

聖惠、治小兒天竈火丹方、

薺葉　青羊脂各三两　赤小豆

煆鐵門上灰五两　葱白一莖切

右件藥相和、擣如膏摩之、燥再摩之

聖惠、又方、

細辛一兩　糯米一合　景天草三兩

右件藥擣如泥，塗丹上，差。

聖惠，又方，

右以車前子末，水調塗之。

聖惠，又方，

右以蠶沙一升，水煮去滓，洗之。

聖惠，又方，

右以鉄落末，用餳和如膏，塗之。

嬰孺治天竈火丹，初發著脚脛間方，

細辛二兩　白生米二合　景天五兩

右同杵如泥、傅之、

嬰孺又方、

右桑根切二升、以水一升、煮一沸、去滓浴之、日三、不差更合、

嬰孺又方、

右取生浮萍杵為泥、傅之、或取汁塗、惟多遍良、

張渙赤豆散方、治丹發兩髓裏、尻間正赤、流至陰處、乃名天竈火丹、

赤小豆 末 伏龍肝 細研、竈中黑土是也、各乙分

右件藥再同研細，每用一錢，以雞子白調，塗患處。

癈竈火丹第二十九

巢氏病源小兒癈竈火丹候：丹發從足趺起，正赤者，謂之癈竈火丹也。

顱顖經癈竈丹從曲臂起。

右用屋四角茅草灰，雞子白調塗之。

千金治小兒癈竈火丹，初從足趺起，正赤色者方。

右以棗根煮汁，沐浴五六度。

聖惠治小兒瘘竈火丹方、

赤小豆末一兩 牛角二兩燒灰

右件藥細研為散、用雞子白調如泥塗 嬰孺云、牛角燒之作聲、兼治青黑石丹、

嬰孺治瘘竈丹初發之時、起兩脚、亦如火燒方、

右五加葉根燒灰、以鍛爐槽中水和塗之、惟差止、

嬰孺治瘘竈丹初起、足趺正赤、

右桑根煮汁洗五遍、

張渙莽草散方治丹發從足趺起正匀赤乃名廢竈火丹

莽草　寒水石　消石各半兩

右件藥擣羅為細散每用以新汲水調塗患處

尿竈火丹第三十

巢氏病源小兒尿竈火丹候丹發膝上從兩股起及臍間走入陰頭謂之尿竈火丹也

顱顖經尿竈丹從踝起

右用屋四角頭茅草燒灰、以雞子白調塗之、

千金、治小兒尿竈丹、初從兩股起、及臍間、走入陰頭、皆赤色者方、

右以水二升、桑皮切二升、煮取汁浴之良、（千金、一方用桑根皮煮、）

千金又方、

右燒李根為灰、以田中流水和、傅之良、

張渙二根湯方、治丹發膝上、從兩股至臍間、走入陰處、乃名尿竈火丹、

桑根白皮　李子根各四兩

右件細剉，每用三匙頭，以水兩梡，煎至一梡，去滓，看冷熱避風淋患處。

野竈丹第三十一

顱顖經，野竈丹從背脊起。

右用桑香苴蒴藋赤小豆末，塗之立差。

大孕丹第三十二

長沙醫者鄭愈傳，治小兒大孕丹，諸般毒。

聖塗散方。

凌霄花　萬州黃各字一　苧根半兩切焙乾用

右一處爛研以酒調和蜜同調服少許塗於丹上立消

尔朱丹第三十三

嬰孺治小兒尔朱丹及一切丹粉散方

牡蠣（赤煅）　烏頭（燒）　麻黄根（各三分）

石膏（一分）　眞珠（二分）　麝香（半分）

右方六味為末以粱米粉二升合和為散火中小炒須冷絹袋盛以粉粉遍身大佳夫丹治尔朱有瘡汁以粉粉之無不立愈以麻油塗病上然後以粉粉之

大驗、

赤流丹第三十四

聖惠夫小兒身上或一片片赤色、如燕脂染、及熱漸引、此名丹毒、俗謂之流、若因熱而得者色赤、或因風而得者色白、皆腫而壯熱也、可用一小鈹刀散鐮、去惡血、毒未入腹者可療也、

圖經治小兒遊瘤丹毒方、

右以冷水調蔚刀草、化如糊、以鷄翎掃之腫、便消退、其效殊佳、

圖經又方

右以老鵐眼睛草葉入醋細研治小兒火焰丹消赤腫即天茄子也

聖惠治小兒心熱身上赤流色如燕脂皮膚壯熱升麻散方

川升麻　川朴消　川大黄剉碎微炒

元參各半兩　犀角屑　黄芩

梔子仁　甘草炙微赤剉　木通剉各一分

右件藥擣麤羅爲散每服一錢以水一小盞煎至五分去滓放溫不計時候量

兒大小分減服之

聖惠治小兒赤流熱如火宜用此方

護火草汁三合 赤地利末 膩粉各乙錢

右件藥相和量兒大小分減服之良久瀉下血片為效其滓傳在赤處亦佳

聖惠治小兒赤流半身色紅漸漸展引不止方

牛膝乙兩去苗 甘草半兩生用

右件藥細剉以水一大盞煎至五分去滓調伏龍肝末塗之效

聖惠、又方、

川大黄（乙两生用） 赤小豆（半两炒令紫色）

川朴消（叁分）

右件藥擣羅為末、以雞子清調塗之、乾則易之、

聖惠又方、

李子油（三两） 朱砂（乙分末）

右件藥調如膏、塗之、

聖惠、又方、

右以醬汁塗之、

聖惠又方
右以蘿摩汁塗赤處隨手便差
聖惠又方
右蕎麥麵以醋調塗之不過三兩度差
聖惠又方
右以胡荽汁塗之
聖惠又方
右用白礬一兩以水煮冷暖得所洗之
聖惠又方
右取燒粉家洗瓮水塗之

聖惠、又方、

右取紅藍花末、以醋調塗之

聖惠、又方、

右以芸薹葉爛擣塗之

聖惠、又方、

右砒霜不限多少細研、於蜆中着水入霜、以墨濃研、用筆點塗之、良久以冷水洗後更塗、以差為度

聖惠、又方、

右菰藪根擣末、以醋調塗之、乾即再塗、

聖惠又方

右糯米水研，稀粥塗之，乾即更塗。

聖惠又方

右粟米粉炒令黑，以唾調塗之。

譚氏殊聖方

五遊忽發遍身形，恐怵令人怕怖驚。
乍腫剎那生滿體，莫冤神鬼錯肴承。
甘泉消石蒼龍骨，感攝消磨去痛疼。
更取鐵槽連底水，調和頻掃便身輕。

消腫散

清泉消石　白龍骨各乙两

右研細淨器内盛，若有患赤瘤丹及毒瘡者，以鐵槽水調一錢，掃塗立差。

張渙消毒散方　治諸丹赤流初發甚者。

川升麻　黄芩各半两　麥門冬去心

川大黄剉碎煨炒　川朴消各乙分

右件藥擣麄羅為散，每服一錢，以水一小盞，煎至五分，去滓放温服，不計時候，量兒大小加减。

張渙棗根浴湯方　治丹發而變改無常。

桑木根四兩　丹參三兩　菊花二兩

右件藥細剉拌勻，每用兩匙頭，以水二椀，煎三五沸，看冷熱避風處浴兒極佳。

張渙木通散方，治身體赤流，片片赤色，如燕脂染，毒氣漸引着。

木通乙兩　川升麻　川大黃剉碎微炒

川朴消各半兩　甘草炙微赤剉　梔子仁各乙分

右件藥為麄散，每服一錢，以水一小盞，煎至五分，去滓放溫服，不計時候，量兒大小加減。

張渙截毒散方，治赤流熱如火者。

川大黃（生用）　鬱金　黃藥

膩粉　豬牙皂角（去皮子用，各半兩）

右件藥搗羅極細，每用少許，看赤處以生油調塗患處。

赤遊腫第三十五

巢氏病源小兒赤遊腫候：小兒有肌肉虛者，為風毒熱氣所乘，熱毒搏於血氣，則皮膚赤而腫起，其風隨氣行遊不定，故名赤遊腫也。

本草治小兒患赤白遊腫、

右用蝦擣碎傳之、蝦魚須、及煮之白色者、皆不可食、生水田及溝渠中者、有小毒、又鮓內者甚有毒尔、

顱顖經治孩子赤遊腫、或如丹煩渴、渾身赤瘤壯熱方、

菉荳粉　鉛白霜

右細研芸薹汁調塗之、

顱顖經取鉛霜法、將鉛來於石上、打令薄、掘地作坑、可鉛片大、以杵擣坑實、滿坑着醋、以鉛蓋定、經一宿、去取霜如珠子大、刮

下藥使之、如煩渴以後方解解熱飲子方

麥門冬　小蘆根　竹葉

乾葛擣末　木漏蘆　犀角屑各等分

右用水四合藥半兩煎乙合、無問食前

後徐徐與之服、

千金治小兒赤遊腫、若遍身入心腹、即殺

人方、

右擣伏龍肝為末、以鷄子白和傳乾易

之、

千金又方、

右白豆末、水和傅之、勿令乾、
子母秘録、治小兒赤遊、行於身、上下至心
即死方、
内以芒硝内湯中、取濃汁、以拭丹上、
子母秘録、又方、
右水中苔擣末、傅上良
子母秘録、又方、
右蒴藋煎汁洗之、
子母秘録、又方、
右擣生景天、傅瘡上、

子母秘録又方、
右擣芭蕉根汁煎塗之
子母秘録又方、
右杵菘菜傅上
陳藏器治小兒熱毒遊腫方
右破草鞋和人亂髮焼作灰醋和傅之
兵部手集治小兒遊丹赤腫方
右蕎麥麵醋和傅之良
聖惠治小兒赤遊皮膚作片赤腫此是風
熱所致宜服犀角散方

犀角屑　黄芩　黄耆剉

川升麻　梔子仁　漢防己

川朴消各乙分　牛黄半分細研

右件藥擣細羅為散，不計時候，煎竹葉湯調下半錢，量兒大小，加減服之。

聖惠治小兒頭面及身體赤毒，腫起作片，宜用升麻膏方。

川升麻乙兩　生地黄二兩　犀角屑

射干　赤芍藥　黄芩

梔子仁　川大黄　大青

藍子　元參　羚羊角屑，各半两

右件藥細剉，以猪脂一斤半，入於鐺中，慢火上煎，不住手攪，候藥色变成膏，去滓，以瓷合盛，頻用摩膧處。

聖惠又方：

黄蘗末　川朴消細研　川大黄末，各半两

馬勃　水銀手心内津研令星盡，各乙分

鷄子三枚，去殼

右件藥，都研如膏，每用時，先以鈹針鈹破，然後以膏塗之。

聖惠又方

雞冠花　商陸　紫鉚

川大黃（各半兩）

右件藥擣細羅為散以雞子清入生油等分調塗之乾即更塗

聖惠又方

附子（去皮臍）　川椒（去目各半兩）　石鹽（三分）

右件藥擣羅為末以鍊了豬脂四兩相和於慢火上熬成膏以瓷合盛候冷時用塗之以差為度

聖惠又方、

菰蔣根二兩末　伏龍肝半兩

右件藥細研為散、以醋調塗之、乾即再塗、

張渙防己散方、治風熱邪毒、搏於血氣、則皮膚赤而腫起、遊走不定、乃名赤遊腫、

漢防己半兩　川朴消　犀角屑

黄芩　黄耆剉　川升麻各乙分

右件藥擣、羅為細末、每服半錢、煎竹葉湯調下、量兒大小、加減服之、

劉氏家傳治走馬胎赤腫走入心腹則不救方

生槐葉一握　生蒺藜去皮合槐葉研爛

赤小豆末各等分

右和塗患處立效此藥神效

莊氏家傳治小兒遊丹赤腫方

右蒺藜三兩以釅醋擣傳（傅）之

身有赤處第三十六血疸附

巢氏病源小兒身有赤處候小兒因汗為風邪熱毒所傷與血氣相搏熱氣蒸發於

外其肉色赤而壯熱是也、
葛氏肘後治身上有赤腫處者、
右熬粉令黑、和唾塗之、
千金治小兒半身皆紅赤、漸漸長引者方
牛膝　甘草 炙
右二味㕮咀、合得五升、以水八升、煮三
沸、去滓、和伏龍肝末傳之、
千金治小兒身赤腫起者方
伏龍肝　亂髮 灰
右二味末之、以膏和塗之

聖惠治小兒身上有赤，引於頰上，或口傍眼下赤如燕脂，向上皮即皴剥，漸漸引多，此是心熱血凝所為，其治法宜以小刀子鋒頭鎌破令血出，後宜服丹參散方。

丹參　黄芩　枳殼（麩炒微黄去瓤）

葛根（剉）　犀角屑（以上各一分）　麻黄（半兩去根節）

右件藥擣，麁羅為散，每服一錢，以水一小盞，入竹葉十片，竹茹半分，煎至五分，去滓放温，不計時候，量兒大小，分減服之。

聖惠治小兒身上有赤煩熱，麥門冬散方

麥門冬去心 蘆根剉 葛根剉

犀角屑 甘草炙微赤，剉 漏蘆各半兩

右件藥擣，麄羅為散，每服一錢，以水一小盞，入竹葉十片，煎至五分，去滓放溫，不計時候，量兒大小，分減服之。

聖惠治小兒身上有赤，或瘀腫，或如火丹，煩渴，渾身赤引壯熱，鉛霜散方

鉛霜 菉豆粉各半兩

右件藥細研為散，以芸薹菜汁調塗之。

聖惠、又方、

右桃仁湯浸去皮、研令爛、以面脂和塗、

聖惠、又方、

右黃蒿穗、以水濃煎湯、入鹽少許、溫溫洗之、

聖惠、又方、

右白礬細研、以生油調塗之、

聖惠、又方、

右芭蕉根擣、絞汁塗之、

聖惠、又方、

右水中苔擣末、以水調塗之

聖惠又方、

右川芒硝以水研塗之、

吉氏家傳、治小兒腿上、并座處血疽方、此疾但有赤色如燕脂、漸引闊如錢大、或手掌大、皮膚光緊、此名血疽、此因心熱、心主血、血得熱即凝聚不散、宜用此藥、

右以石灰炒令極熱、即以水沃之、澄清、三度傳之

赤白溜第三十七

聚寶方、牛黄散，治小兒初生至二三歲，一切風發，赤白瘤走痒四肢方、

牛黄　朱砂　蝸牛肉

乾蝎全者　白殭蚕直者　天麻

白附子　乳香　麝香

生龍腦一錢　螳螂翅五對七月中採

右十一味為細末，每服一字，薄荷水調下，初生兒洗了後，用乳少許調塗口中，胎疾永除、

卒腹皮青黑第三十八

巢氏病源小兒卒腹皮青黑候：小兒因汗，腠理則開，而為風冷所乘，冷搏於血，隨肌肉虛處停之，則血氣沉澀，不能榮其皮膚，而風冷搏於腹皮，故青黑也。

嬰童寶鑑：小兒血凝，為初生下時肌未成肉，以新綿及厚衣衣之，血被熱而不結，變為肌肉，故凝也。其候身上青黯，哭而無聲，不乳是也。

千金治小兒卒腹皮青黑方。

右以酒和胡粉傅上，若不急治，須臾便

死、

子母秘録、治小兒卒腹皮青黑赤、不能喘息、即急用此方、

右用女青末、内口中酒服、亦治大人、

聖惠、治小兒卒腹皮青黑、不能喘息、宜急用此方、

右苦参一两剉擣、細羅為散、不計時候、以醋湯調下半錢、量兒大小、以意加減、

聖惠、又方、

右取爛棺木半两、以醋一中盞、煎至六

分，去滓溫服半合，量兒大小，以意加減服之。

聖惠，又方，

右取荆子擣入少水，絞取汁，暖服半合，量兒大小，以意加減。

千金灸法，治小兒卒腹皮青黑，不急治，須臾即死，灸臍上下左右，去臍半寸，并鳩尾骨下一寸，凡五處，各三壯。

幼幼新書卷三十五

幼幼新書

三十六

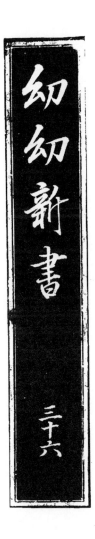

幼幼新書卷第三十六

癰疽瘰癧　凡十一門

癰第一

疽第二

附骨疽第三

毒腫第四

癤第五

軟癤第六

惡核第七

惡瘡第八

瘻瘡第九

瘰癧第十

瘿氣第十一

癰第一

巢氏病源小兒癰瘡候、六腑不和、寒氣客於皮膚、寒搏於血、則壅遏不通、稽留於經絡之間、結腫而成癰、其狀腫上皮薄而澤是也、熱氣乘之、熱勝於寒、則肉血腐敗、化為膿、膿潰之後、其瘡不差、故曰癰瘡也、

養生必用論治癰疽等方、謂凡癰疽始作、皆須以大黃等藥極轉利、既利之後、病人

當自知之、勿以困苦為念、若曰与其腸肘潰爛藏腑焦枯、膿血流滴孔穴穿空、備諸悪而死、不若利而死、况有生道哉、古聖賢立法、率用五香連翹漏蘆等湯、道路貧苦、恐不能及、即单煎大黄甘草作湯以利之、須排日不癈(廢)、直至膿潰、(漸)有生意、即服黄着着(耆)等藥、排膿止痛、千金外臺備矣、世醫不學、蔽以妄意、不達摽本、皆曰瘡發于表、豈可轉利、死者比比、良可悲、夫孫真人云、緩急单煎大黄一物、服取快利、此要法也、

張渙謹按小兒癰疽毒腫、瘡瘑瘰癧、結核癭氣、諸瘻疳瘡等、皆與大人無異。經云、五藏不和、則九竅不通、六腑不和、則流結為癰、皆由寒熱結搏、淺則為癰、甚則為疽、毒腫者、挾風又腫、及寸者為癤、邪熱上衝於頭面則生瘡、結於皮膚間則成瘰癧、氣結於頸下則成癭、病久不差、且成瘻、甚則成疳、本根一也。

千金漏芦湯治小兒熱毒癰疽、赤白諸丹、毒瘡癤方、

漏芦　連翹（附後、用白蘞、）　白歛

芒硝（附後用芍藥）　甘草（炙各六銖）　黄芩

升麻　枳實（麩炒）　麻黄（去根節各九銖）

大黄（一兩）

右十味㕮咀、以水一升半、煎取五合、兒生一日至七日、取一合、分三服、八日至十五日、取一合半、分三服、十六日至二十日、取二合、分三服、二十日至三十日、取三合、分三服、三十日至四十日、取五合、分三服、（附後治大人、用漏芦白歛黄芩白蘞枳実炙升麻甘草炙芍藥、麻黄去節、各二兩、大黄三兩、十物以水一斗，煮取三升，若无藥，用大黄下之佳。其丹毒，針鑱去五經心録无連翹，有知芍藥、屋角各等分

千金五香連翹湯，治小兒風熱毒腫，腫色白，或有惡核瘰癧，附骨癰疽，節解不舉，白丹走，身中白疹癢不已方。

青木香　薰陸香　雞舌香

沉香　麻黄去根節　黄芩各六銖

升麻　枳實麸炒　連翹

海藻　射干各半兩　射香三銖

大黄二兩　竹瀝三合

右十四味㕮咀，以水四升，煮藥減半，内竹瀝煮取一升二合，兒生百日至二百日，一服三合，二百日至朞歲，一服五合。

一方不用麻黄。

千金治大人小兒癰腫方。

右用生豬腦傅紙上帖之，乾則易，日三四度。

千金又方。

右用芥子末，湯和傅紙上帖。千金翼以豬膽和塗。

千金又。

右用白姜石末、蒜和、擣傅上差、

千金又方、

右馬鞭草擣傅上、即頭出、

千金翼禁癰方、

咒曰、癰非癰、癤非癤、土塊矢癰即滅、三七遍取一土塊、摩腫上、傅与病人、男左女右、

聖惠、治小兒癰腫成瘡、藏腑壅滯、犀角散方、

犀角屑　紅雪　元参

赤芍藥　薺苨　葳蕤

升麻各半兩　甘草一分

麥門冬三分，去心，焙

右件藥擣粗羅為散，每服一錢，以水一小盞，煎至五分，去滓，入竹瀝半合，更煎一兩沸，量兒大小，不計時候，分減服之。

聖惠治小兒心肺熱毒，攻於諸處生癰瘡，及項腋下有結核，煩熱疼痛，不得睡卧，宜服吳藍葉散方。

吳藍葉　犀角屑　元參

川升麻　梔子仁　甘草
黄耆剉　連翹子各半兩　大青
黄芩各一分　川大黄三分剉碎微炒
右件藥擣粗羅為散，每服一錢，以水一
小盞煎至五分，去滓，量兒大小，不許時
候，分溫服。

聖惠治小兒癰瘡，及丹毒瘡癤，漏芦散方
漏芦　麻黄去根節　連翹
川升麻　黄芩　川芒硝
甘草各一分　白斂三分

大黄乙两，剉，微炒。

右件藥擣粗羅為散，每服一錢，以水一小盞，煎至五分，去滓，量兒大小，不計時候，分減溫服。

聖惠治小兒癰瘡膿潰，數日不止，致脉虛煩熱，頭痛昏悶，黄耆散方

黄耆剉　防風去芦頭　川升麻

羚羊角屑　白茯苓　甘草

地骨皮　人參去芦頭，各半两　芎藭乙分

石膏一两

右件藥擣、粗羅為散、每服一錢、以水一
小盞、煎至五分、去滓、量兒大小、不計時
候、分減溫服、

聖惠、治小兒癰瘡、膿水出不盡、心中煩悶
不已、麥門冬散方、

麥門冬 三分，去心，焙　紫葛 剉

黄耆 剉　川升麻　犀角屑

甘草 炙微赤，剉　木通 各半兩

右件藥擣、粗羅為散、每服一錢、以水一
小盞、煎至五分、去滓、量兒大小、不計時

候分減温服

聖惠治小兒癰瘡藏腑壅熱太過心神煩悶大小便不通大黄散方

川大黄 剉碎微炒　川升麻　葵子

川朴消 各半两　梔子仁 一

右件藥擣粗羅為散每服一錢以水一小盏煎至五分去滓温服以利為度更量兒大小加減服之

聖惠治小兒癰瘡藏腑澀滯大麻仁丸方

大麻仁 二两　枳實 麸炒微炒黄瓤　甘草 炙微赤剉

木香各半两　川大黄剉碎微炒
牛蒡子微炒各乙两
右件藥擣羅為末鍊蜜和丸如菉豆大
每服以熟水下十丸以利為度更量兒
大小加減服之

聖惠治小兒癰瘡腫毒熱赤疹痛消腫散
方
川大黄生剉　杏仁湯浸去皮別研　藍花各三分
右件藥擣細羅為散入杏仁以新汲水
和稀稠得所旋取塗瘡腫上乾即易之

以效為度、

聖惠治小兒癰瘡腫方、

右用益母草、不限多少、剉碎擣取汁、每服半合、量兒大小、加減服之、更以滓傅癰瘡上良、

聖惠又方、

右用雞羽毛七枚、燒灰細研、以水調服之即潰、

聖惠又方、

右用伏龍肝末、以好醋調作膏、塗於故

帛上貼之、

聖惠、又方、

右以地松爛擣傅之、乾即易之、

聖惠、又方、

右以馬齒莧爛擣、傅之、

聖惠、又方、

右用赤小豆末、以雞子白和、塗之、

聖惠、又方、

右用地龍糞、以新汲水調、塗之、

聖惠、又方、

右以龍葵菜爛擣傅之

聖惠又方

右以雞腸草爛擣傅之

聖惠又方

右以芸薹葉爛擣傅之

聖惠又方

右以景天葉爛擣傅之

茅先生小兒身上發癰毒方

黃丹　草烏　天南星末

白及各等分

右為末、冷水調如泥、用紙貼赤腫處、不久自破、

嬰孺漏芦湯治小兒熱毒癰疽、赤白丹瘡瘺方、

漏芦　連翹　白斂

芒硝　甘草炙各乙分　細辛

升麻　枳實炙　麻黄去節

黄芩各三分　大黄四分

右以水一升、煮五合、兒生一日至七日、一合為三服、八日至十五日、一合半為

三服，十六日至二十日，二合為三服，二十日至三十日，三合為三服，三十日至四十日，五合為三服，百日至二百日，一服三合，二百日及一歲，一服五合，此方比千金加細辛，及分兩不同爾，

張渙連翹散方，治癰癤等，

連翹一兩　沉香　黃耆各半兩

白斂　川朴消硝　川大黃炮

甘草

右件擣羅為粗散，每服一錢，水一盞，抄

入射香一錢、煎至五分、去滓於溫服、食後、

張渙益母散方、癰癤皆可用、

益母草燒灰二兩　藍花炒乾乙兩

伏龍肝半兩

右件研為細末、每用一錢、新水調、稀稠得所、旋取塗上瘡口、

惠眼觀證白乳散、塗破癰毒方、

白丁香半兩　乳香　黃母

白及各乙分

右為末，用水調塗在帛上貼之。

惠眼觀證，蘗連散，合癰瘡口方。

黃蘗　黃連　白斂

白及

右等分為末，每用二錢，以水調厚貼之。

如湯火所傷，以雞子清調塗，兩上愈。

長沙醫者鄭愈傳治癰疽身上熱，冷瀉不

止，鬱金散方。

鬱金　青皮各二錢

白荳蔻乙箇，面裹煨

右件為末，少許點於𡣍上，吃。

千金灸法，大人小兒癰腫，灸兩足大梅指奇中，立差，仍隨病左右。

疽第二

巢氏病源小兒疽候，五藏不調則生疽，亦是寒客於皮膚，折於血氣，血氣痞澀不通，結聚所成，大躰與癰相似，所可為異者，其上如牛領之皮而硬是也，癰則浮淺，疽則深也，至於變敗膿潰，重於癰也，傷骨爛筋，遂至於死。

千金治小兒疽癰方

丹砂　大黃各三十銖　黃連三十六銖

雌黃　蔄茹漆頭者　雄黃各一十四銖

莽草　礬石馬齒者各十八銖

右八味，㕮咀，以豬脂一升三合，微火煎三上三下，膏成去滓，下諸石末，攪凝，傅之。

千金治小兒疽極，月初即生，常黃水出方

右酥和油，煎令如粥，及熱傅之，二日一易。欲重傅，則以皂莢湯洗瘡，乃傅之。

聖惠治小兒熱毒生疽腫硬疼痛及赤白諸丹毒瘡癤並宜服漏蘆散方

漏芦　麻黄去根節　連翹

川芒硝各半兩　川升麻　枳實麩炒微黄

黄芩　赤芍藥　白斂

甘草各三分　川大黄二兩剉碎微炒

右件藥擣粗羅爲散每服一錢以水一小盞煎至五分去滓量兒大小不計時候分減服之

聖惠治小兒熱毒疽腫及赤白諸丹毒腫

或生瘰癧瘡瘍，身中風疹瘙癢，木香散方

木香　薰陸香　沉香

雞骨香　黄芩　麻黄（去根節，各乙分）

連翹　海藻（洗去鹹味）　牛蒡子（炒）

枳實（炒）　射干　川升麻（各半兩）

川大黄（二兩，剉碎，炒）

右件藥擣，粗羅爲散，每服一錢，以水一小盞，煎至五分，去滓，入竹瀝半合，更煎三兩沸，放溫，量兒大小，不計時候，分減溫服。

参照校

聖惠治小兒疽腫及瘡癤身躰壯熱口乾心躁黄耆散方

黄耆剉　連翹　川升麻

枳殼炒各半兩　丹參

露蜂房炙　甘草炙剉　元參各一分

右件藥擣粗羅為散每服一錢以水一小盞煎至五分去滓放温量兒大小分減服之

聖惠治小兒疽毒腫硬壯熱大渴犀角散方

犀角屑三分　麥門冬一兩去心焙
葛根剉　川升麻　木香
黄耆剉　甘草炙　黄芩各半兩
右件藥擣粗羅為散，每服一錢，以水一小盞，煎至五分，去滓，放溫，量兒大小，分減服之。

聖惠治小兒疽毒腫，堅硬疼痛，攻衝四畔，焮赤，宜用抽熱毒，消腫氣，青膏方

羊桃根剉　川大黄剉生用，各一兩
黄芩　菉豆粉　黄蘗剉，各半兩

赤小豆半分

右件藥擣細羅為散，用芸薹菜擣，取自然汁，以蜜少許相和，調藥令稀稠得所，看四畔腫赤處，大小剪生絹上勻攤，可厚一錢，貼之，乾即換之。

聖惠治小兒疽腫穴後，及惡瘡腫，膿水雖較，肌肉不生，宜傅蜜陀僧散方。

蜜陀僧一兩　黃連去須　檳榔各三分

右件藥擣細羅為散，用摻瘡上，日三傅之。

聖惠治小兒疽瘡久不差，宜貼松脂餅子方。

松脂　　薰陸香各乙兩

右件藥合擣，内少許鹽為餅子，貼於上，汁出尽即差。

聖惠治小兒疽已潰，黄連散方。

黄連去須　　黄蘗剉　　地榆

白芷各半兩

右件藥擣，細羅為散，每用雞子白調塗於故細布上貼之。

聖惠又方

白芷　黃連去須　地榆剉

白斂各半兩

右件藥搗細羅為散，每用雞子白調塗於故細布上，貼瘡上，日三四度換之。

聖惠治小兒疽腫結硬，已成膿、未成膿，貼熁方

鹿角屑一兩燒灰　白斂乙兩

礬理黃石三兩燒赤以醋淬九遍

右件藥搗細羅為散，以醋調稀稠得所。

厚塗之、乾即更塗五七度、即效

聖惠又方、

右用蛇蛻皮貼之、經宿自消、

聖惠又方、

右以商陸爛擣傅之、

聖惠又方、

右用芫花擣羅為末、水和如膏、塗之

聖惠又方、

右以蠐螬研塗之、鰻鱺魚膽汁及血、各用塗之、並效、

張渙雞舌散方，治疽瘡，

雞舌香 木香 沉香各一兩

麻黃去根節 海藻洗去鹹味 大黃炮，各半兩

右件擣羅為麤末，每服一大錢，水一大盞，入竹瀝三兩點，煎五分，去滓溫服，乘放溫，熱淋渫患處，

附骨疽第三

千金凡附骨疽者，以其無破外臺作故附骨成膿，故名附骨疽。喜著大節解中，丈夫產婦喜着髀中，小兒亦着脊背，大人急着者，先

亮痛不得動搖、按之應骨痛、經曰便亮皮
肉漸急、洪腫如肥狀是也、小兒總手近便
大啼呼、即是肢節有痛候也、大人緩著、先
亮肌烘、烘然、經日便亮亮痛痒不隨、小兒四肢
不能動搖、亦如不隨狀、看肢節解中、若有
肌烘烘烘處、不知是附骨疽、令遍身成腫、
不至潰膿皆有青點、大人亦有不別呼為、
賊風風腫、不知是疽也、凡人身躰患熱、當
風取涼風入骨解中、風熱相搏、便成附骨
疽、其候嗜眠沉重、忽忽耳鳴、又秋夏露臥

為冷所折，風熱伏結而作，此疾急者熱多風少，緩者風多熱少，小兒未知取風冷，何故而有此疾，由其血盛肌嫩，為風折之，即使凝結故也，凡初得附骨疽，即須急服漏蘆湯下之，傳小豆散，得消，可服五香連翹湯。（漏蘆湯、五香連翹湯方，並見癰門中）

千金翼治骨疽百方治不差方。

右可於瘡上以次灸之，三日三夜，無不愈。

千金翼又方，灸瘡不愈，差而復發，骨從孔

出者名為骨疽

右取一死烏雌鷄淨去肉取骨熬成灰

取三家牛狗木刮取屑三家炊單各一

兩皆別熬成灰合導瘡中碎骨當出數

十片愈

外臺千金凡骨疽者久瘡不差差而復發

骨從孔中出名為骨疽方

右以豬膽和楸葉擣封之

外臺千金又方

右擣白楊葉下篩傅之

外臺千金又方

右穿地作坑、口小裏大、深三尺、取乾雞屎五升、以艾及荆葉和之、令可燃火、令煙出、內疽孔坑中、以衣擁坑口、勿泄煙半日許、當有蟲出、

外臺千金癰疽敗及骨疽方、

右末龍骨、粉瘡四面、厚二分

外臺千金又方、

右用自死蝦蟆一枚、頭髮一把、以猪膏一斤半、內二物煎之、消盡、下之、欲冷、內

監一合攪和以膏着瘡中日一易虫出如髮虫盡愈

外臺備急若骨疽積年每一年一發汁出不差方

右取膠熬擣末粉嚙瘡上及破用生鯉魚以擒之如食頃刮視其小虫出更洗更傅虫出盡止備急文仲同

外臺備急療疽瘡骨出方

黃連 牡蠣各二分熬

右二味末先以監湯洗以粉之文仲同

毒腫第四

巢氏病源小兒毒腫候、毒腫是風熱濕氣、搏於皮膚使血氣澁而不行、藴積成毒、其腫赤而熱是也、

聖惠夫小兒毒腫之候、與風腫不殊、時令人壯熱、其邪毒盛者則入腹、令人赤色惡寒心煩悶而嘔逆氣急腹滿、有如此狀、宜速療之、不尔即殺人也、

顱顖經治孩子身上無故腫、但覺肉色赤熱、消石散方、

消石　大黄　菉豆各等分

右為末，每使時隨腫大小，取君達根研汁調塗腫上，如有惡物，即看有点子，以膏貼之，四面以散子燉之，若無君達根即用雞子白，或車前根葉亦得。

千金連翹圓，治小兒無辜寒熱，強健如故而身躰頸項結核瘰癧，及心脇腰背裏有堅核不痛，名為結風氣腫方。

連翹　桑白皮　白頭翁

牡丹　防風　黄蘗

桂心　香豉　獨活

秦艽各一兩　海藻半兩

右十一味末之、蜜丸如小豆、三歲兒飲服五丸、加至十丸、五歲以上者、以意加之、

千金治小兒手足及身腫方、

右以小便溫暖漬之良、

千金、又方、

右用巴豆五十枚、去心皮、以水三升、煮取一升、以綿內湯中、拭病上、隨手消、并

治癮疹、

千金翼禁一切瘇方、

右凡一切瘇總覺、陰呪曰、上有大山、下有大海、内有大魚、主食癰疽、四嶽使者、於我所須癰疽小鬼隨手消除、急急如律令七遍、

千金翼又方、

右承紫檀細研、大醋和之塗、并治遊瘇、

千金翼療身躰手足卒瘇方、

右取驢脂和鹽末、傅之、

千金翼、又方、
右取大醋和蚯蚓屎、傅之、
千金翼、又方、
右擣蒼耳傅之、冬用子、春用心、
千金翼、又方、
右取大醋和土消末、傅之
聖惠、治小兒毒腫、壯熱煩悶、犀角散方、
犀角 屑　黃耆 剉　麥門冬 去心焙
川升麻 各半兩　露蜂房 炙　連翹
甘草 炙剉　牛蒡子 炒　川朴消 各一分

枳殼三分，麩炒微黃，去瓤

川大黃一兩，剉碎，微炒

右件藥搗麤羅為散，每服一錢，以水一小盞，煎至五分，去滓，量兒大小，不計時候，分減溫服

聖惠治小兒壅熱在藏，皮膚毒腫，或生瘡癤，心神煩躁，大小便不利，漏蘆散方

漏蘆去根節　白蘞　黃芩

麻黃去根節　知母　枳實麩炒微黃

川大黃剉碎，微炒　川升麻　犀角屑

赤芍藥　川芒硝

甘草（炙微赤剉）各半兩

右件藥搗麤羅為散，每服一錢，以水一小盞煎至五分，去滓放溫，量兒大小，不計時候，分減服之。

聖惠治小兒熱毒腫，恐惡毒氣入腹，服利以泄毒氣射香散方

麝香（半分細研）　木香　沉香

犀角（屑）　獨活　甘草（炙微赤剉）

射干（各半兩）　川大黃（剉碎微炒）　桑寄生（各一兩）

右件藥擣粗羅為散每服一錢以水一
小盞煎至五分去滓放溫量兒大小不
計時候分減服之

聖惠治小兒諸毒腫升麻膏方

川升麻　白斂　漏芦
黄芩　川芒硝各二兩　川大黄剉碎
梔子仁各乙兩　蒴藋四兩　蛇銜草三兩

右件藥都細剉用酒浸一宿後以豬脂
一斤煎諸藥色焦黄即膏成以綿濾
去滓傾於不津器中於毒腫處塗之即

消、

聖惠治小兒熱毒腫貼熁木香散方、

木香　紫葛剉　紫檀香

川朴消各一兩　赤小豆一合　川升麻

白斂　白礬燒灰各半兩

右件藥擣細羅為散、用水調如稀麵糊、可腫大小貼之、日二易之、

聖惠治小兒熱毒腫、解風熱腫、令內消、大黄散方、

川大黄　梹榔　川芒硝

黄連去須　黄蘗　雄黄細研

赤小豆各半兩

右件藥搗羅為末，用蜜水調塗患處，日三上。

聖惠治小兒熱毒腫，忽發頸頸項胷背，發即封之，不成膿方。

生地黄切一升　豆豉三兩　川芒硝五兩

右件藥都搗令熱，以傳腫上，厚二分，以來，日六七度傳之，效。

聖惠治小兒一切毒腫方。

川朴消　川大黄各乙两

右件藥擣、細羅為散、每用冷水調、塗於腫處、乾即更塗、以毒腫消散為度

聖惠、又方、

蔓菁根　芸薹根各乙两乾者

右件藥擣、細羅為散、以雞子清調塗之

聖惠、又方、

商陸　芸薹葉各乙两

右件藥擣令爛熟、貼於腫處、頻易之效

太醫局玉龍膏、奪風止痛消腫化毒、治一

藍子　羚羊角屑　芍藥各四分

右取猪脂切二升，火煎藥為膏，去滓摩腫上。

嬰孺治小兒頭面身躰結核瘰癧，及骨背裏有堅不痛，又無寒熱，強健如故，而有上病，名為結風氣腫方。

連翹　桑白皮　白頭翁

牡丹　防風　黃蘗

桂心　鹽豉　秦艽

獨活各肆分　海藻一分

右為末，蜜和丸大豆大，三歲兒飲服五丸至十五丸，量大小與之。

張渙寄生散方，治毒腫甚者。

桑寄生　獨活　川大黄各乙兩

朴消　甘草炙　犀角屑各半兩

右件擣羅為細末，每服一錢，水一盞，煎五分，去滓放溫，服量兒大小加減。

惠眼觀證，天烏散，退風毒瘡腫方。

天南星　草烏頭　赤小豆

黄蘗

右等分為末、薑汁調、入麵少許貼之、

剿氏家傳、丹毒癰腫方、

右用藍搗爛、以汁塗、仍用藍傅之良、如無生藍、只用染青黛傅之、又雞子清塗亦良、

長沙醫者鄭愈傳治熱毒風癧、水澄膏方、

寒水石一錢　黃蘗　消石

雄黃　白及　草烏頭

白歛各三錢　赤小豆乙分

右件為末、以水調塗、

長沙醫者鄭愈傳治風毒胎热癰疽瘇癤等方、

黄丹乙钱火煅 白斂 白及各二钱

輕粉少許

右件為末、以湯調紙貼、頭上開竅子貼之、

癤第五

巢氏病源小兒癤候、瘇結長一寸至二寸者之為癤、亦如癰热痛、久則膿潰、捻膿血尽便差、亦是風寒之氣、客於皮膚、血氣壅

結所成凡癰瘍捻膿血不盡而瘡口便合其惡汁在裏雖差終能更發變成漏也

千金治小兒頭上惡毒腫痤瘍諸瘡方

右用男子屎尖燒灰和臘月猪脂先以酢泔清淨洗拭乾傅之

千金翼治瘍腫方

生椒末　麴末　釜月下土末

右三味研匀以大醋和傅上乾則易之

聖惠治小兒初生瘡瘍五藏壅熱宜服大黃散方

川大黄剉碎微炒　川升麻　黄芩各半两
梔子仁　甘草生用各一分
右件藥擣麁羅為散，每服一錢，以水一小盞，煎至五分，去滓放溫，量兒大小，分減服之，以利為度。

聖惠治小兒熱毒氣壅，外攻皮膚生癤，赤腫焮痛，或時煩熱，不得睡臥，犀角丸方。

犀角屑　川升麻　黄芩
玄參　黄耆剉　人參去芦頭
坐拏各半两　皂莢去皮塗酥炙令黄焦去子用

川大黄（剉碎微炒各乙兩）

右件藥擣羅爲末、鍊蜜和、擣三五百杵、丸如麻子大、每服以生甘草湯下七丸、量兒大小、加減服之、

聖惠治小兒虚熱、消瘡癤、地黄丸方

生乾地黄　川大黄（剉碎微炒各乙兩）

桂心　王不留行　赤茯苓

赤芍藥（各半兩）　甘草（一分生用）

右件藥擣羅爲末、鍊蜜和、丸如菉豆大、每服以熟水下七丸、量兒大小、加減服

之

聖惠治小兒瘡癤初生、熱氣始結、疼痛妨悶、塗之便令內消、消石散方、

消石　紫檀香剉　白斂

川大黃各半兩　白藥　甜葶藶生用

莽草各一分

右件藥擣細羅為散、以漿水和、稀稠得所、用竹篦子塗於腫上、乾即易之、以熱退腫消為度、

聖惠治小兒瘡癤焮熱方

右取半夏末、以水調塗之、乾即更塗。

聖惠又方、

右以葛蔓燒灰、細研、封之

聖惠治小兒癤無頭者方、

右取鼠黏葉爛擣傅之、

聖惠又方、

右取雀糞細研、水調傅之

聖惠又方、

右以葵子一枚、以水下之、即有頭、

張渙乳香膏方、貼諸瘡癰癤等。

乳香一两，研　膩粉　松脂

蜜陀僧各半两，研　生地黄取汁半合

右件拌匀，用好油一两、黄蠟二两煉熟，下諸藥熬成膏，入射香一錢，取出，蓋一宿。每用看瘡瘑大小，剪貼之。攤膏藥貼之，日一兩次換。

軟瘑第六

《聖惠》治小兒軟瘑乳香膏方：

乳香　黄蠟各半两　膩粉

蜜陀僧細研　松脂各一分　油一两

右件藥先取油煎蠟松脂乳香洋後下粉蜜陀僧調和成膏看瘡大小攤膏於故帛上貼之

聖惠治小兒軟癤赤腫疼痛可不忍方

天靈蓋 一枚塗酥炙黃

麻鞋底 一双多年故者燒灰

右件藥擣細羅為散每使以油調塗之

聖惠治小兒軟癤雖出膿水熱毒不止方

赤小豆 四十九粒　乳香 半分　膩粉 半兩

右件藥擣細羅為散先去膿水後摻散

藥於瘡上，立效。

聖惠：又方

右以油麻子炒熱，爛嚼，傳之。譚氏方云：焦炒，乘熱嚼傳〔傅〕之。

聖惠：治小兒軟癤有膿不穴，宜用此方。

巴豆〔一粒〕 豆豉〔五十粒〕 葱白〔一寸〕

右件藥，同研令爛，塗在癤上，別以醋麵糊封之。

聖惠：治小兒軟癤，立效方。

石灰 乾姜〔生用，各半兩〕

右件藥擣細羅爲散以生油和捏作梡子罨在瘑上立差

聖惠又方

百草霜　鹽花　寒食麵各半两

黃蘗剉　乳香各一分

右件藥擣細羅爲散每以醋和塗於故帛上貼之

聖惠又方

豆豉　鹽各半两　葱白七莖細切

右件藥都擣作餅子可瘡貼之如瘡大

即以大艾炷灸之效

聖惠又方

生椒七　麪　伏龍肝各等分

右件藥細研為散以醋和封之乾即易之效

聖惠又方

狗頭骨炙令黄　芸薹子等分

右件藥擣細羅為散以醋調塗之

茅先生治小兒軟癤不生髮及不穿破方

右地骨皮不以多少燒灰入輕粉用生

麻油調塗之。

莊氏家傳小兒軟癤方

右用海螵蛸生碾為末，雞子白調傳。海螵蛸烏賊魚骨也。

莊氏家傳又方

右用白角屑燒灰，油調傳之。

安師傳小兒軟癤經年不破方

南行猪糞一塊 鹽罨褊黃魚頭一箇。浙江鯗魚中自有呼黃魚者，邊海處亦多有之。

右二物於荒僻處，先生炭火少許，燒二

物成炭取研細末，凡此末二錢，入輕粉一錢，生油調塗瘑上，少頃膿汁自出，項上先以故帛纏定，等待，再以藥塗瘑，使汁尽，平復瘑，須再出，只用此藥塗，方痊可

惡核第七

巢氏病源：小兒惡核候，惡核者，是風熱毒氣與血氣相搏結成核，生頸邊，又遇風寒所折，遂不消不潰，名為惡核者也。

聖惠：治小兒風熱，項邊生惡核，寒熱腫痛，

五香散方

木香　射香細研　薰陸香

雞舌香　麻黃去根節　海藻洗去鹹味

射干各一分　沉香　黃芩

連翹　枳實麩炒微黃　川升麻各半兩

川大黃一兩剉碎微炒

右件藥擣羅為散，每服一錢，以水一小盞，煎至五分，去滓，入竹瀝半合，更煎一兩沸，童兒大小，分減溫服。

聖惠治小兒風熱，項腋下有惡核不消，大

便多秘、心神煩熱、丹參散方、

丹參　川升麻　防風去芦頭

牛蒡子微炒　甘草炙微赤剉　川大黄剉碎微炒

黄耆剉　連翹各半兩　露蜂房一分微炙

枳殼三分麩炒微黄去瓤

右件藥擣、篩、羅為散、每服一錢、以水一小盞、煎至五分、去滓放溫、量兒大小、加減服之、

聖惠、治小兒項生惡核、壯熱不止、升麻散方、

川升麻　射干　連翹

犀角屑　川大黄剉碎微炒　川朴消各半兩

右搗粗羅為散，每服一錢，水一小盞，煎至五分，去滓放温，量兒大小，分減服之。

聖惠治小兒忽寒熱，項頸生恶核，肩背拘急連翹散方

連翹三分　海藻洗去鹹味　楡白皮剉

牡丹　桂心　白頭翁

防風去芦頭　黄蘗剉　香豉

獨活　秦艽去苗各半兩

右擣羅為末、鍊蜜和、丸如麻子大、每服溫水下五丸、日三服、量兒大小加減、

聖惠治小兒胷間積熱毒、風氣不散、連項生惡核、煩熱不已、元參丸方

元參　漢防己　羗活

木香　梔子仁　赤芍藥

牛蒡子微炒　川升麻各半兩　連翹三分

川大黃一兩剉碎微炒

右擣羅為末、鍊蜜和、丸如菉豆大、每服以米飲下五丸、日三服、量兒大小加減、

聖惠治小兒熱毒風腫，生惡核，令內消，赤小豆散方。

赤小豆　猪牙皂莢　消石

黃藥　木鱉子各半兩

川大黃一兩剉碎微炒

右件藥，擣細羅為散，用雞子清調塗，日三四用之。

劉氏家傳，連翹煎，治小兒無寒熱，強健如故，身躰結核瘰癧，及心臆腹脅內有堅核不通，名為結風氣腫方。

連翹　白及　白頭翁

牡丹皮　防風去芦　黃蘗

羌活去芦　秦艽去芦　致炒已上各秤四分

海藻洗淨焙乾　桂去皮各秤二分

右鍊蜜和丸，如菉豆大，三歲兒，米飲下五粒至十粒，五歲以上，以意加之，熟水下。

惡瘡第八

巢氏病源小兒惡瘡候，夫人身躰生瘡，皆是藏熱衝外，外有風濕相搏所生，而風濕

之氣有狀熱毒者其瘡則痛痒腫焮久不
差故名悪瘡也
葛氏肘後治大人小兒卒得悪瘡不可名
識者方
右燒竹葉和雞子中黄塗差
葛氏肘後又方
右取蛇床子合黄連二两末粉瘡上燥
者脂和塗之
葛氏肘後又方
右燒蛇皮末以豬膏和塗之

葛氏肘後又方

右煮柳巢若皮洗之、亦可内少鹽、此又療面上瘡、

葛氏肘後又方

右臘月豬膏一升、乱髮如雞子大、生鯽魚一頭、合煎令消尽、又雄黄苦參末二两、大附子一枚末、絞令凝、以傅諸瘡、魚不差胡洽療瘑疽疥、大效、

葛氏肘後治小兒身中悪瘡方、

右取笋汁自澡洗、以笋（筍）殼竹散傅之效

葛氏肘後治身有惡熱氣数起瘡者方

右熬豉令黄末傅之兼数煮桃葉浴之

千金不浴又熬豉傅

葛氏肘後治身面卒生諸惡瘡方

右燒雞子殼猪膏和傅少許

葛氏肘後又方

右以黄連胡粉水銀末傅之瘡乾則和猪膏傅之

外臺古今録驗療小兒惡瘡遍身衆藥所不能療之方

右取父裩洗取汁，以浴兒，勿使母知，良。
嬰孺方同，云勿使父知之。

聖惠治小兒惡瘡久不差，并瘻瘡及疥癬等，並宜塗雄黃膏方。

雄黃細研　藺茹　蛇床子

礬石別擣為末　黃連去須各乙兩

水銀半兩，於手心內以津研為泥。

右件藥擣，羅為末，與水銀相和，以臘月豬脂同研如膏，於瓷合中成，每用先以泔清洗瘡令淨，拭乾，後塗於瘡上，仍以黄蘗末，用綿榅樸之，令不污衣，日三兩度用之。

聖惠，治小兒惡瘡人不識者，宜傳雌黄散方。

雌黄細研　赤小豆　胡粉研入

吴茱萸生用　膩粉研入　黄連去須

黄蘗剉　乾薑生用　蛇床子各半兩

右件藥擣，羅為末，以生油旋調如面脂，塗於瘡上，每用先以槐枝湯洗瘡令淨，拭乾然後傳藥。

聖惠治小兒惡瘡久不差，蔄茹散方

蔄茹　桑螵蛸　地龍

乳香　黄丹　黄蘗剉各乙兩

射香細研　糯米粉　膩粉各乙分

右件藥擣細羅為散，每使不食井水和沙糖調藥傳之。

聖惠治小兒惡瘡，一身如麻豆帶膿，乍痛乍痒煩熱，宜用此方。

甘草剉　赤芍藥　白斂

黄芩各三分　黄連去須　黄蘗剉各半兩

右件藥擣細，羅為散，用白蜜和如膏，塗瘡上，日再用，亦可作湯洗之佳。

聖惠治小兒惡瘡，神水膏方：

蜜陀僧 細研　蒴藋根　澱花
丁香　附子 去皮臍　人參
防風　沙參 各去芦頭　朱砂
麝香 各細研　芎藭　龍骨
檳榔　桂心 各半分　皂莢 一挺，去皮子
莨菪子 半合，水淘浮者　土花消 一分
清麻油 一斤　黃蠟 二兩

右件藥擣羅為末先取油入鐺中、下諸藥末、以慢火煎三兩沸、然後下黃蠟令消、次下射香攪令勻、膏成、以瓷合中盛、但小兒瘡不識者、塗於故帛上貼之、不過三五上、去除根本、

聖惠治小兒惡瘡焮腫疼痛、黃連膏方

黃連末　松脂各乙兩　硫黃細研

膩粉各乙分　臘月豬脂二兩

右件藥、先取豬脂入銚子內、以慢火煎令化、去滓、次下松脂候鎔、次下黃連等

末，以柳木篦子不住手攪令勻，候膏成，以瓷合盛，塗於瘡上，日三用之。

聖惠治小兒諸般惡瘡，及軟癤未穴作膿，攻刺疼痛不可忍，走馬膏方。

坐拏　黃蘗剉　菉豆

石榴皮各一兩　甘草剉　木鱉子仁

白狗糞各半兩

右件藥擣，羅為末，每使取牛蒡根，擣取自然汁調藥末，塗於瘡癤上，日三換之。如已破，即不用貼此藥。

聖惠治小兒惡瘡淋洗大黃湯方

川大黃　黃連去須　黃芩

澤蘭　白礬研　石南已上各一兩

戎鹽一分研　蛇床子三分

右件藥細剉和勻，每用二兩，以水三大盞，煮至二盞，去滓，適寒溫，淋洗患處，日三用之。

聖惠治小兒惡瘡方

膩粉　黃連去須　蛇床子各一分

右件藥擣細羅為散，每使時，先以溫鹽

湯洗瘡令淨、拭乾、以生油調塗之。不過三五上永差、

聖惠又方、

楸葉一兩乾者　乾漆乙分搗碎炒令煙盡

右件藥搗、細羅為散、以大麻油調塗、日三用之

聖惠又方、

藜蘆去芦頭燒為灰　虎頭骨燒灰各乙兩

右件藥細研為散、以臘月豬脂調塗、日三用之

聖惠治小兒惡瘡、及沙虱水弩甲疽、凡是惡瘡、並宜用此方、

右用蜣蜋十枚、端午日收者佳、擣羅為末、以生油調傳之、立效、

聖惠治惡瘡方、

右用馬骨燒灰細研、以臘月豬脂和塗之、

聖惠又方、

右頭垢膩、以臘月猪脂和塗之

養生必用、治惡瘡及蟲子咬方、

蛇滅門草、端午日收、陰乾為末、此草宿
狀如草决明、以來皆有、人家種以辟蛇、形
葉圓子作角、

夜合花葉陰乾別為末、即合歡也、 百合

茜根二兩物不以多少別為末

右患一切惡瘡、即以四藥等分和勻、以生油調塗腫上、更以紙花子蓋定、曰一換毒氣聚未有頭、即四面塗藥留瘡口、如惡瘡絕覺便用、從上三物共四錢、末粉半錢匕和勻、酒調服、得吐為度、未吐再服藥、又吐後急以水漱口、膩粉損齒

故也、服藥人、忌遊河及食魚酒熱麵、有毒物、

荆先生、治小兒身上一切惡瘡方、

黃連　黃蘗　皂角灰

茱萸炒令黑煙起為度　白礬煆過

雞子殼燒灰　獨脚瓜　豆豉

右已上各等分、入輕粉為末、先以鹽葱湯洗瘡、後用藥使麻油調塗、

嬰孺治小兒惡瘡洗方、

茵芋乙兩　蕤仁三十箇去皮　甘草碎三分

細辛　黃連各一分

右以水三升，煮二升，作三日浴洗之。

嬰孺又方：

鹽豉炒　黃連末

右等分為末，傅之，三上差。

嬰孺治小兒惡瘡肉突出方：

右以烏梅肉為屑，傅肉上，立除。

嬰孺又方：

胡粉五兩，炒　黃連　黃蘗各三兩

右為末，傅之，日再。

嬰孺治小兒頭悪腫痤癤諸悪瘡方

右以男子屎尖燒灰臘月猪脂和先醋泔洗後塗之日三

嬰孺治小兒卒生悪瘡方

黄連　蕪荑各末

右和合傅之

吉氏家傳治大人小兒一切人不識悪瘡

淨水膏方

蜜陀僧　菝葜根　麝香

皂角各一分　附子　防風

莨菪子　朱砂　土硝

紫参　芎藭　檳榔

桂心　龍腦　黄蠟

芫花各半两　丁香少許　油五两

右件，以油煎諸藥，取出濾過，入蠟使鎔，器中收塗之，立差。

安師傳治小兒一切惡瘡，久不得差方

右用膽礬燒灰，同茶末等分研細，入生油調塗瘡上，愈。

瘻瘡第九

巢氏病源小兒瘻瘡候、寒熱邪氣客於經絡使血氣否澀、初生作細瘰癧、或梅李核大或如箭簳、或圓或長者、至五六分、不過一寸、或一或兩三相連、時發寒熱、仍膿血不止、謂之瘻也、皆是五藏六腑之氣不和致血氣不足而受寒熱邪氣、然瘻者有鼠瘻螻蛄瘻蚯蚓瘻蠐螬等瘻、今以一方療之、

千金治小兒瘻瘡方、

右取冢中石灰傅之、厚着良、

千金又方

右燒桑根灰傳（傅）之并燒烏羊角作灰相和傳之

千金翼治瘻方

右取鯉魚腸切作五段火上暖之先洗瘡拭乾以腸貼之冷即易之從旦至夜覺痒開看虫出即差

千金翼又方

右取雞子三顆米下蒸半日出取黃熬令黑先拭瘡汁令乾以藥内瘡孔中不

過三度、

千金翼、又方、

右以臘月豬脂、以紙紝沾取内瘡孔中

日五度、夜三度、

千金翼蟻瘻方、

右取鯪鯉甲二七枚、燒爲末、豬膏和傅

之、

千金翼、又方、

右取半夏一枚、擣之、以鴨膏和傅之

千金翼、瘻方、

鍛鐵屑　狗頰連齒骨

鹿角甲半取毛（千金云，粗皮合毛）　虎矢（各二兩）

右四味，擣篩為散，以猪膏和，内瘡孔中，須臾更易之，日五六。

千金翼治鼠瘻方。

死鼠一枚（中形者）　亂髮（一劇手大）

右二味，以臘月猪膏，煎得没之，微火煎之，鼠髮消盡膏成，以塗瘡上，又以酒服半錢許，鼠從瘡中出。

聖惠治小兒一切瘻出膿水，項強頭疼，四

肢寒熱，宜服赤小豆散方。

赤小豆 一合炒熟　露蜂房 燒灰　白斂 各乙兩

蛇蛻皮 二尺燒灰

右件藥搗，細羅為散，每服以粥飲調下半錢，量兒大小，加減服之。

聖惠治小兒久瘻移易三數處，皆生瘡孔者，宜傳夜明砂散方。

夜明砂 乙兩　白殭蠶　乳香

臘面茶　雄蠶蛾 各半兩

右件藥搗，細羅為散，傳於瘡上，以差效。

聖惠治小兒諸般瘻瘡、久不差、宜傳烏蛇散方、

烏蛇肉（燒令黄） 馬齒莧（墻上者） 蒺藜子（各三分）

曲頭棘針 乱髪（燒灰） 緋帛（燒灰各半兩）

雄黄（一分細研）

右件藥擣細羅為散、以酒調内瘡孔中、以差為度、

聖惠治小兒諸瘡久不差、作瘻孔、丹砂膏方、

丹砂 白礬（炒各細研） 莽草（各半兩）

雄黄細研　苦参　川大黄

黄連去須　蔄茹各一兩

右件藥並細剉，用鍊了豬脂二升，於鐺中煎，藥候紫色，以綿濾去滓，入丹砂白礬雄黄，以柳木篦攪令勻，以瓷合盛，塗於瘡上，每日換之。

聖惠治小兒諸瘻，穿穴成瘡，痛不可忍方。

馬齒莧八兩　槲木白皮

杏仁湯浸去皮炒令微黑研如膏各三兩　射香三錢細研

右件藥除麝香杏仁外，細剉，以水五升，

煎至一升、濾去滓澄清、入射香杏仁相和令勻、更煎令稀稠得所、以瓷合盛、每使塗於故帛上貼之、日二換之、

聖惠又方、

右以牛糞堆上赤菌、一名朝生暮落花、乾者擣羅為末、傅瘡上效、

聖惠又方、

右以乾楸葉擣、細羅為末、以生油調傅之、

聖惠又方、

右以錬成松脂末，塡瘡孔令滿，日三用之，效。

聖惠又方：

右以霜下瓠花曝乾，擣末，傅之。

嬰孺治小兒瘻方：

燒萊根　犀角屑

右燒俱為灰，合傅之。

張渙馬莧散方：治諸瘡久瘻不差。

馬齒莧　烏蛇肉酒浸乙宿焙乾各乙兩

蒺藜子　乱髮燒灰　曲頭棘針燒灰

緋帛燒灰各半兩

右件藥擣羅為細末，每用量瘡大小，用

白酒調，以帛子貼瘡上。

司氏家傳治瘻疾方。

白及　白斂　斑猫蟲各半兩

巴豆一箇，去皮心，研碎

蝸牛一箇，天螺也。用射香一錢入口中，罨，露乙宿，來日取化水。

右件用天螺水搜衆藥，丸如細菜豆大。

先以紙撚探瘡深淺，然後將津在紙撚

頭點藥入竅内，次用膏藥封不留口，須

是三二次封可丸大如麻子尤妙

瘰癧第十

巢氏病源小兒瘰癧候小兒身生熱瘡必生瘰癧其狀作結核在皮肉間三兩箇相連累也是風邪搏於血氣焮結所生也

嬰童寶鑑小兒瘰癧是肝之積熱攻衝胷項觸血結聚留停不去作腫塊於頭項及腋下也

外臺必效療小兒項上瘰癧方

右以楡白皮爛搗如泥封之頻易

經驗方大治大人小兒瘰癧内消方

右以斑猫一兩去翅足用粟米一升同斑猫炒令焦黄去米不用細研入乾薄荷末四兩同研令勻以烏雞子清和丸如菉豆大空心臘茶下一丸加至五丸每日減一丸減至一丸後每日服五丸

聖惠治小兒瘰癧焮腫疼痛身躰壯熱大腸壅滯小便赤澀心神煩躁少得眠臥犀角散方

犀角屑　牛蒡子微炒　連翹

丁香各半兩　木通剉　元參各三分
射香乙分細研　沉香　川朴消各乙兩
右件藥擣粗羅為散，每服一錢，以水一小盞煎至五分，去滓，量兒大小，分減溫服。

聖惠治小兒瘰癧發盛，壯熱煩躁，坐臥不安，木通散方。

木通剉　大麻仁　元參
川升麻　敗醬　連翹
川大黃剉碎微炒　川芒硝　犀角屑各半兩

右件藥擣粗羅為散、每服一錢、以水一小盞、煎至五六分、去滓、量兒大小分減温服、當利下惡物筋膜為效、

聖惠治小兒瘰癧、除根本、膩粉散方

膩粉　黄耆剉各乙分　糯米三七粒

斑猫一七枚去翅足以

右件藥擣細羅為散、每服空腹、以温酒調下一字、良久吃少許醋湯、病隨小便中出、量兒大小、加減服之、

聖惠治小兒瘰癧不消、射香散方、

射香　鴿糞乙两炒

右件藥、細研為散、每服以溫酒調下半錢、日二服、量兒大小、加减服之、

聖惠治小兒瘰癧、發寒熱、項頸生結核、腫硬如石、腹脇背裏、有如堅急不通、連翹丸方、

連翹　桑根白皮剉　犀角屑

白頭翁　漏芦　黄蘗剉

牛蒡子炒　秦艽去苗　川升麻各半两

右件藥擣、羅為末、鍊蜜和、丸如菉豆大、

每服以粥飲下五丸、日三服、量兒大小、
加減服之、

聖惠治小兒瘰癧難消、皂莢丸方、

皂莢 八兩、不蛀者、水浸一宿、去黑皮、塗酥炙令黃焦、

薄荷 荊芥 各五兩 雄黃 半兩細研

射香 乙分細研

右件每搗羅為末、都研令勻、用白羊肉
四兩、去筋膜細切、以鍊成蜜相和、搗三
五百杵、丸如菉豆大、每服以薄荷湯下
十丸、量兒大小、加減服之、

聖惠治小兒腫結久不消散、結成瘰癧、宜

服射香丸方、

射香　牛黃各一分細研　蝸牛子炒令微黃

皂莢子微炒黃　皂莢針炙黃　薄荷乾者

雄鴿糞各微炒乙兩

右件藥擣羅為末、鍊蜜和丸如菉豆大、

每服以薄荷湯下七丸、日三服、量兒大

小加減服之、

聖惠治小兒瘰癧不消、去除根本、連翹丸

方、

連翹　元參各乙兩　糯米

皂莢針炙　川大黃剉碎炒各半兩

斑猫一分炒去翅足

右件藥擣羅為末、鍊蜜和、丸如麻子大、

每服於空心、以生姜湯下二丸、當利下

惡物為度、後吃粥一日補之、

聖惠治小兒瘰癧内消、蝸牛丸方、

蝸牛子一伯二十枚、活者去殼、　薄荷末二兩

丁香

右件藥入乳鉢内、同研為丸、如菉豆大、

每日空心以薄荷湯下五丸晚再服量兒大小加減服之

聖惠治小兒腦熱結瘰癧連兩耳腫痛身躰寒熱坐卧不安宜用元參膏方

元參　紫葛剉　黃藥

川大黃　木香　卷柏

川芒硝　紫檀香各乙两

右件藥擣羅為末以雞子白和稀稠得所塗於腫上若瘡腫破時即去却芒硝塗之

聖惠治小兒瘰癧（瘻）已結成外貼令自出方

水銀（手心中用津研如泥）　粉霜

砒霜　斑猫（果糯米用炒令黄去翅足）

鶯子糞（各乙分）

右件藥細研令勻用臘月猪脂和稀稠得所取一小豆大安在瘰癧（瘻）子上以消膧膏藥封之六七日當有穴膿水半月（日）其癧子自出後以生肌膏貼之取差（方在後）

聖惠治小兒瘰癧成瘡有膿水生肌散方

顆鹽　白礬各乙分

黃丹半兩已上三味以瓷罐盛大火燒令通赤細研用

黃蘗剉　白斂　膩粉各乙分

右件藥擣細羅為散都研令勻每貼時先用溫鹽漿水洗瘡令淨拭乾有瘡口大小貼日二度用之

聖惠治小兒瘰癧五香膏方

沉香　箋香　木香

丁香各半兩　熊膽　蘆薈

黃丹　黃蠟各一兩　射香半分細研

乱
亂髮一两　油半斤

右件藥細剉，先以慢火煎油令沸，下乱髮煎，令消，即下諸藥，煎三上三下，以綿濾去滓，下黄蠟，次下黄丹、射香，攪令匀，膏成，似瓷合盛，每先以米泔洗拭乾，以膏攤於故帛上貼之。

聖惠治小兒瘰癧穴後，宜用生肌膏方。

黄丹　黄蠟各半两　杏仁湯浸去皮六两

乱髮各乙两　蛇蜕皮乙條　菜子油

皂莢三寸水浸去黑皮子

右件藥先取杏仁蛇皮皂莢擣碎又以菜油於銚子中煎乱髮令消次下杏仁等三味同煎三上三下以綿濾去滓下黄蠟次下黄丹以柳篦子下住手攪令匀候膏成以瓷器收於故帛上塗貼之

聖惠治小兒瘰癧不穴宜貼班猫膏方

班猫二枚去翅足 松脂三兩 雄雀糞一兩為末

巴豆十枚去皮心以漿水煮過與班猫研令細

右件藥先取松脂入銚子内鎔化入班猫巴豆熬成膏捏作餅子熱貼在瘰癧

上、候穴用上肌膏貼之、日再換、差為度、方在前

聖惠治小兒瘰癧穿潰膿水不止、蜜陀僧散方、

蜜陀僧　胡粉各二两　熊膽

芦薈　白及　白歛各一两

右件藥擣細羅為散、傅瘡口內效、

聖惠治小兒瘰癧腫硬皂莢刺散方、

右用皂莢刺一斤於盆中燒、候火盛時、取牛蒡子半升、撒於火中、共皂角刺都

成灰為度，待冷取之，擣細羅為散，每服以井華水調下一錢，日三服，三五日內必有惡物下如膠餳狀，下盡即水斷根本。

聖惠治小兒瘰癧結硬，令內消方。

膩粉半兩　雞子三枚，取白用

右件藥調如稀麵糊，以文火炒之，用火筯急攪勻，令黏着銚子，候焦黑色即住，入上好朱砂半兩同研如麵，每服以粥飲調下半錢，五更與服，良久腹痛便瀉。

出病根棗核之狀、如未差、即隔日再服之、若已成瘡者、宜用後散貼之。

聖惠又方

毒蛇皮 三條　吳茱萸 半合

右件藥燒爲灰細研、以生油和塗之、須用帛子遮藥氣、不得衝眼、切須忌之。

聖惠治小兒瘰癧結核腫硬、欲令穴、硇砂丸方、

硇砂　砒黃 各乙分

右件藥同研令細、以糯米飯和、丸如小

麥粒大先烙破內一丸五日內其瘺子當壞爛白出後用生肌膏貼之方在前

聖惠治小兒瘰癧蝸牛散方

蝸牛殼乙兩 眞牛乳半升

右件藥入銚子中於慢火上熬令乳盡取蝸牛殼研如粉入大黃末一分更研令細每服以皂莢子仁湯調下半錢大小便中利出惡物即差

聖惠又方

右以皂莢子四十九枚用手指許大竹

筒安得皂荚子者，壘在竹筒中，緊塞竹筒口，放在溷坑中，浸四十九日取出，淨洗曝乾，擣細羅為散。每服以粥飲調下半錢，日三服，量兒大小，加減服之。

聖惠又方。

右用白花蛇五兩，以酥塗之，令黄焦色，擣細羅為散。每服以粥飲調下半錢，日三服，量兒大小，以意加減。

聖惠又方。

右用白蠷螋炒，擣細羅為散。每服以温

水調下半錢，日三服，量兒大小，以意加減。

聖惠治瘰癧結成顆塊，疼腫，穿潰膿水不絶，不許遠年日近，皆差，薄荷丸方。

薄荷一束如梳大，陰乾

皂莢十挺長一尺二寸不蚛者，去黑皮，塗酥炙令焦黄

右件藥擣碎，以酒一斗，浸經三宿，取出曝乾，更浸三宿，如此取酒盡為度，焙乾擣細，羅為散，以燒飯丸如梧桐子大，每於食前，以黄耆湯下二十丸，小兒減丸

服之、

先生治小兒瘰癧風癧冷瘻已破者、用藥放入方、

石灰二兩、用好醋二升、煮乾如錫入、　杏仁粉一兩

膩粉半兩

右拌合、滴水為丸、如◎此大、放在窟內、以紙貼之、其藥自鎔、其肉自生、一箇窟只放一丸藥、

張渙妙聖散方、治瘰癧不消

綿黃耆　連翹各乙兩　川大黃炒

鴿糞燒灰　糯米用班猫乙箇同炒黄不用班猫

犀角屑各半两

右件擣羅為細末，每服一錢，水八分一盞，入酒三两滴，同煎五分，去滓放温，令時時呷之。

張渙紫檀散方，傳瘰癧瘿核。

紫檀香　木香　川芒硝研

巻柏各一两　川大黄　黄芍藥各半两

右件擣羅為細末，每用少許，用雞子白調稀稠得所，塗患處。

王氏手集治新舊瘰癧方。

不蚛皂角（去皮酥炙黃） 威靈仙（去土）

仙靈脾（用葉去枝梗）

右等分為細末，錬蜜為圓，如菉豆大，每服二十五丸，溫米飲下，空心食前臨臥，日三服，忌猪肉油膩熱麪茶，疾已，飲食復旧。

王氏手集治項癧鼠瘻方。

硇砂（研） 膩粉（各二錢，各乙分亦得）

右用雞卵子一箇，敲破一頭，瀝雞清，左

淨盞內，不用黃，將雞清和前二藥，入在殼內，和令勻，用麵糊紙貼破處，更用麵餅子裹雞子，入無油鐺內，水煮近千沸，取出陰乾，細研如粉，用時令患人先喫酒一盞，候少時用酒調藥半錢，其疾隨大便瀉下，如桃膠，是病下，如未更服，重者須三兩服，忌油膩魚鮓動風氣物。

王氏手集治瘰癧方

右牛李子一名天茄子，八九月經霜採去苗取根，用竹刀子割去皮，擗開新瓦上、煿乾為末、不犯鐵器、每服二錢、用活鯽魚一枚、擣去鱗鰓、内之肚中、用濕紙裹煨熟、細々嚼喫、以米飲送下、如未有瘡則内消、已有瘡、只用末津唾調貼、神效、

王氏手集、治瘿瘰癧咊及瘡、玉露丸方、

斑猫二十一箇去頭 海金砂二錢 寒食麪乙錢

右上件藥、一處為細末、滴水為丸、如菉豆大、候藥乾、再以寒食麪和、做濕麪、復裹藥再丸、藥喫時用漿水二盞、將一盞

入藥在內、煎沸煮動藥麵漉在餘一盞冷漿水取出藥、以漿水下其瘰癧病隨小便出了、十歲以下至三歲以上、每二歲喫一丸、是十歲喫五丸、自十歲以上至二十歲以上、每一歲一丸、自三十歲以上每二歲一丸、量虛實加減、

癭氣第十一

巢氏病源小兒癭氣候、癭氣之狀、頸下及寬內結、突起膇々然、亦漸長大、氣結所成也、小兒啼未止、因以乳飲之、令氣息喘逆、

而不得消散，故結聚成癭氣也。

聖惠治小兒癭氣，胸膈噎塞咽麗，商陸散方。

商陸微炙　昆布洗去鹹味，各一兩

牛蒡子三分　射干　木通剉

海藻洗去鹹味　羚羊角屑

杏仁湯浸，去皮尖、雙仁，麸炒微黃，各半兩

右件藥擣麤羅為散，每服一錢，以水一小盞，入生姜少許，煎至五分，去滓，不許時候，量兒大小，分減溫服。

聖惠治小兒瘿氣心胸壅悶咽喉噎塞木通散方

木通（剉）　海藻　昆布（二味洗去鹹味）

松蘿　桂心　白斂（已上各半兩）

蛤蚧（一兩炙微黄）　琥珀（三分）

右件藥擣細羅為散每服以牛蒡子煎湯調下半錢不計時候量兒大小以意加减服之

聖惠治小兒瘿氣膧悶宜服昆布散方

昆布（洗去鹹味）　黄耆（剉）　麥門冬（去心焙）

川大黄剉，微炒　陳橘皮湯浸，去白瓤，焙。已上各半兩

甘草炙微赤，剉　杏仁湯浸，去皮尖、双仁，麩炒微黄。各一兩

右件藥擣麤羅為散。每服一錢，以水一小盞，煎至五分，去滓，量兒大小，不計時候，加減温服。

聖惠治小兒癭氣，腫結漸大，海藻散方。

海藻　昆布各洗去鹹味　海帶

海蛤　木香已上各半兩　金箔三十片

猪羊靨各三枚，微炙。

右件藥擣，細羅為散。每服以温酒調下

半錢，量兒大小，以意加減，日三四度。

聖惠治小兒癭氣，心胸煩悶，半夏散方。

半夏 湯浸七遍去滑　土瓜根　龍膽 去蘆頭

射干　昆布　海藻 二味洗去鹹味

小麥麵 各一分

右件藥搗細羅為散，每服以生薑酒調下半錢，日三四服，量兒大小，以意加減。

聖惠治小兒癭氣，咽喉腫塞妨悶，木通丸方。

木通 剉　昆布 洗去鹹味　乾薑 炮裂剉

甜葶藶隔紙炒紫色各半兩　人參去芦頭
羚羊角屑　射干　檳榔
海藻洗去鹹味各乙分

右件藥擣羅為末，鍊蜜和丸如麻子大，不計時候，以溫酒下十丸，量兒大小，以意加減。

聖惠治小兒癭氣咽喉噎塞陳橘皮丸方

陳橘皮湯浸去白瓤焙　麥門冬去心焙
赤茯苓　連翹　海藻洗去鹹味
商陸乾者各半兩　杏仁一分湯浸去皮尖雙仁麸炒微黃

羊靨三枚，炙黄　檳榔三分

右件藥擣羅為末、鍊蜜和、丸如菉豆大、二三歲以温水下七丸、兒大者綿裹一丸如皂子大、不計時候、含嚥津、

聖惠又方、

羚羊角屑　昆布洗去鹹味　桂心

木通剉，已上各半兩　川大黄一兩，剉碎，炒

右件藥擣羅為末、鍊蜜和、丸如麻子大、不計時候、以粥飲下七丸、量兒大小、臨時加減、

聖惠、又方、

昆布 海藻各洗鹹味 訶梨勒皮

川大黃剉微炒已上各半兩 枳殼麸炒微黃去瓤

木香各乙分

右件藥擣、羅為末、鍊蜜和、丸如麻子大、不計時候、以溫酒下七丸、量兒大小加減、

聖惠、又方、

檳榔一兩 海藻

昆布各半兩洗去鹹味

右件藥擣、羅為末、鍊蜜和、丸如麻子大、不計時候、以溫酒下七丸、量兒大小、加減服之、

聖惠、又方、

羊靨炙令黃　青橘皮湯浸去白瓤焙

燒銀砂鍋各半兩

右件藥擣、羅為末、用糯米飯和、丸如菉豆大、不計時候、以溫酒下五丸、量兒大小、加減服之、

張渙昆布丹方、治癭氣不散、

昆布　海藻（各洗去鹹味）　草龍膽

甜葶藶（隔紙炒令紫色，研，各一兩）　牽牛子（炒）

檳榔（各半兩）

右件藥擣羅為細末，白麵糊和，如黍米大，每服十粒，煎人參湯下，量兒大小加減。

劉氏家傳治童男童女風土癭氣及因氣結所成者，昆布散，

昆布　蓬莪茂　川芎

檳榔　茴香　海藻

荆三棱　甘草炙各半两　木香

丁香　青橘皮各乙分

右件為細末，每服二钱，水一中盞，先用

猪膽三枚，燈焰上用針串在火上燎熟，

入藥内同煎至六七分，和滓温服，臨卧

每夜止進一服，又服日漸消也。

夔州醫者鄧俊民治小兒癭氣方。

杏仁湯浸，去皮尖、双仁，研，

丁香用瘦小者，為細末，各一十一粒，

荆三棱三分，湿紙裹炮，剉杵為細末，

右件三味藥拌匀，用猪鷰一枚，切作四花，入藥末一錢匕在内，用麻線繫定，於針上穿，於麻油燈焰上燒令香熟，去線細嚼嚥下，去梡不得言語腥、及不得軟口，忌生冷鮮菜醎醋等物一百日。

夔州醫者鄧俊民蓬莪茂散，消小兒及大丈夫婦人項氣，癖宿滯積氣方。

蓬莪茂（四錢，生，溫水洗過用）　丁香（母丁香不用）

杏仁（湯洗去皮尖，各七粒）

右件藥擣羅為細末，每用猪鷰一枚，針

穿去、麻油灯焰上、烧令香熟、破開入藥末一字在内、含化嚥津、忌油鹽雞魚、日三服、稍退可徐徐服、半月除根、

幼幼新書卷第三十六